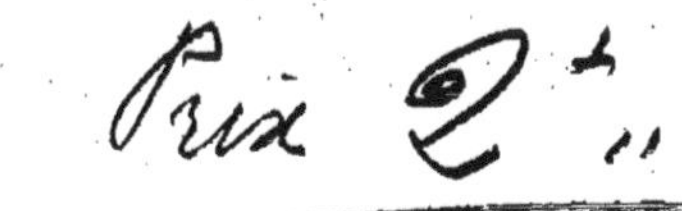

Dr Marcel DORANGE
Elève de l'Ecole du Service de Santé Militaire

Travail du Laboratoire d'Hygiène de la Faculté de Médecine de Lyon

Le Mouillage du Lait et la Cryoscopie

Réglementation de la Vente du lait

LYON. — IMP. A. REY

LE

MOUILLAGE DU LAIT

ET LA CRYOSCOPIE

RÉGLEMENTATION DE LA VENTE DU LAIT

TRAVAIL DU LABORATOIRE D'HYGIÈNE DE LA FACULTÉ DE MÉDECINE DE LYON

LE MOUILLAGE DU LAIT ET LA CRYOSCOPIE

RÉGLEMENTATION DE LA VENTE DU LAIT

PAR

Le Dr Marcel DORANGE
Élève de l'École du Service de Santé Militaire.

LYON
A. REY & Cie, IMPRIMEURS-ÉDITEURS DE L'UNIVERSITÉ
4, RUE GENTIL, 4

1905

A MON PÈRE

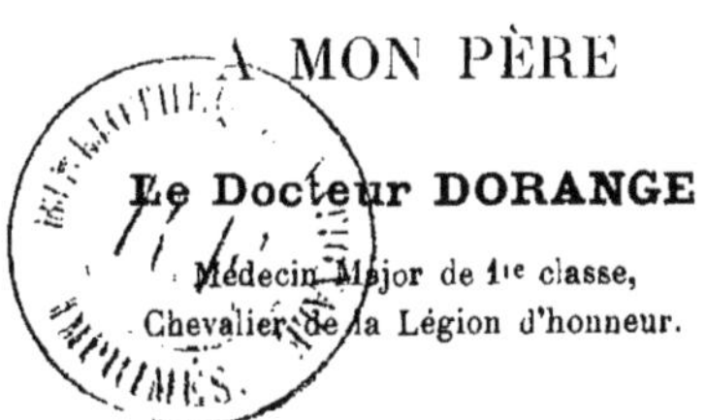

Le Docteur DORANGE

Médecin-Major de 1re classe,
Chevalier de la Légion d'honneur.

A MA MÈRE

MEIS ET AMICIS

A mon Président de Thèse

MONSIEUR LE PROFESSEUR JULES COURMONT

Professeur d'Hygiène à la Faculté de Médecine de Lyon,
Médecin des Hôpitaux,
Officier de l'Instruction publique.

Avant d'aborder le sujet de notre étude nous tenons à remercier vivement M. LE PROFESSEUR J. COURMONT *à qui nous devons l'idée première de ce travail et, qui nous fait le grand honneur de présider cette thèse. Il nous a toujours accueilli avec bienveillance. Qu'il daigne accepter l'expression de notre plus profond respect.*

Tous nos remerciements aussi à M. le Professeur Agrégé MOREL qui a bien voulu se charger des expériences de cryoscopie. Nous lui sommes sincèrement reconnaissant de tout le soin qu'il a apporté dans ces recherches.

Nous n'oublierons pas l'obligeance du Dr LACOMME qui nous a dirigé dans l'exécution de ce travail. Nous lui exprimons ici toute notre gratitude.

INTRODUCTION

Il meurt en France, chaque année, *quarante mille* enfants de diarrhée infantile (80)[1]. Or, l'on sait que les deux principales causes de cette effrayante mortalité sont : d'une part, en ce qui concerne l'allaitement au sein, l'ignorance des mères; d'autre part, pour ce qui est de l'allaitement artificiel et comme cause certainement la plus importante, ainsi qu'on le verra plus loin, la mauvaise qualité du lait.

On a cherché à porter remède à la première cause de cette mortalité infantile si effroyable et l'on y est parvenu par la création des consultations de nourrissons (109).

Mais s'il est incontestable que l'allaitement au sein et particulièrement l'allaitement maternel est le meilleur pour l'enfant, et s'il est désirable qu'il se généralise de plus en plus, il n'en est pas moins vrai qu'il ne s'effectue pas ou ne peut s'effectuer dans de nombreux cas.

En effet, les conditions nouvelles de la vie sociale, l'utilisation de la femme à l'atelier ont eu ce résultat

[1] Les chiffres entre parenthèses placés dans le texte indiquent les renvois à l'*Index bibliographique*.

déplorable de réduire l'alimentation par le lait maternel. Luling constate (thèse de Paris, 1900), que « la moitié des mères donnent aux nourrissons une autre alimentation que leur propre lait ». De plus, il est des cas où la mère se voit dans l'impossibilité de nourrir son enfant, soit par suite du manque de lait, soit par suite d'une constitution trop faible. L'allaitement par une nourrice présente enfin des dangers nombreux et sur lesquels nous ne pouvons insister.

Il reste alors l'allaitement artificiel dont les deux formes les plus préconisées sont le lait bouilli et le lait stérilisé. Mais on connaît les méfaits du lait bouilli sur un organisme aussi délicat que celui du jeune enfant et le lait stérilisé n'est pas à la portée de toutes les bourses.

Pour toutes ces raisons, dans la grande majorité des cas, on en arrive à employer, pour l'alimentation du nourrisson, le lait de vache naturel. Or ce lait qui est celui de notre consommation journalière est fraudé neuf fois sur dix. Et alors, nous retombons dans ce même danger du lait de mauvaise qualité qui est la grande cause de cette terrible mortalité de l'enfance.

Nous avons dit que l'on avait trouvé un moyen de remédier à l'ignorance des mères en établissant les consultations de nourrissons. Mais comment éviter cette autre menace de mort pour l'enfant, la mauvaise qualité du lait ?

C'est ce que nous montrerons dans le courant de cette étude qui, après avoir dévoilé l'étendue et les dangers de la falsification du lait, donnera les moyens de reconnaître si un lait est de bonne qualité, c'est-à-dire s'il est pur et intégral et indiquera les moyens propres à empêcher sa fraude.

Du reste, si la bonne qualité du lait a une importance primordiale pour l'enfant, elle n'en est pas moins nécessaire pour l'alimentation des malades et des vieillards, comme aussi des personnes saines en général.

Il suffit, pour se donner une idée du rôle considérable que joue cette substance dans l'alimentation humaine et l'intérêt qu'il y a d'en exiger la pureté et l'intégrité, de jeter les yeux sur le bilan de la consommation journalière et annuelle de la ville de Paris.

Paris consomme chaque jour *700.000 litres* de lait qui proviennent soit de la campagne, soit de la ville : 200,000 litres sont fournis par les vacheries de la capitale, 500.000 litres par les vacheries de la campagne répandues dans un rayon de 100 kilomètres et même plus (83).

D'autre part, Paris fournit chaque année à ses malades et à ses infirmes le total de *5 millions de litres* de lait sur les *350 millions* de sa consommation globale.

Nous n'avons pas besoin d'insister sur la valeur nutritive, connue de tous, d'un tel aliment. Qu'il nous suffise de rappeler pour mémoire qu'un litre de lait contient en moyenne :

35 grammes d'albuminoïdes.
50 — de lactose.
40 — de beurre.

et que 3 litres et demi de lait sont suffisants pour assurer l'entretien d'un adulte au repos.

Tout ceci justifie bien l'importance que *la question du lait* a prise ces dernières années en France et dans les pays étrangers et nous prouve une fois de plus la haute portée humanitaire et sociale qu'il y a de rechercher, par toutes les manières possibles, le moyen d'assurer à l'enfant, au malade, au vieillard, ainsi qu'à l'ouvrier un lait pur et vivifiant et de mettre obstacle à la fraude éhontée et meurtrière.

LE
MOUILLAGE DU LAIT

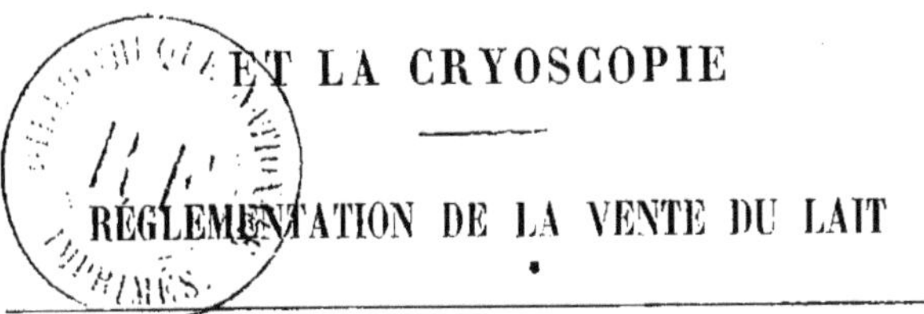

ET LA CRYOSCOPIE

RÉGLEMENTATION DE LA VENTE DU LAIT

CHAPITRE PREMIER

LES DIVERSES FRAUDES DU LAIT

L'impureté du lait qui joue ainsi un rôle si néfaste a pour cause principale la fraude. On comprend, en effet que, poussés par l'appât d'un gain facile, sinon honnête, des industriels et marchands de lait sans conscience aient songé à substituer aux principes nutritifs de ce liquide alimentaire vendu en quantité aussi considérable chaque jour des produits de valeur alimentaire nulle ou même nuisible, mais d'un prix de revient insignifiant.

Nous allons donc passer rapidement en revue les diverses fraudes auxquelles se livrent les vendeurs de lait.

On falsifie le lait par *addition* ou par *soustraction*, très souvent par addition et soustraction à la fois.

La fraude par addition consiste dans l'adjonction au lait d'un liquide étranger — généralement l'eau —

c'est le mouillage. De plus, cette falsification comprend également l'introduction dans le lait de matières étrangères et de principes conservateurs et colorants.

La fraude par soustraction consiste à enlever au lait sa crème et constitue ce que l'on appelle l'écrémage.

Le mouillage et l'écrémage combinés ou non sont les deux fraudes les plus habituelles. Nous dirons d'abord quelques mots de l'écrémage et des fraudes par addition, en réservant la question importante du mouillage qui, étant le principal sujet de notre étude, fera l'objet d'un chapitre spécial.

I. — Fraude par soustraction. — Ecrémage

L'écrémage se fait de plusieurs façons et à divers degrés suivant que la crème est enlevée en totalité ou en partie. Cette opération se faisait autrefois avec ménagement, à la cuiller, lorsque la crème avait eu le temps de monter à la surface du lait. Actuellement, les appareils de centrifugation rendent possibles l'écrémage presque immédiat de quantités considérables de lait.

On prive ainsi le lait d'un de ses principes les plus nutritifs, la matière grasse. Cette matière grasse (beurre) qui dans un lait de composition moyenne non écrémé entre en proportion de 3,97 pour 100 n'est plus dans ce même lait écrémé que de 1,19 pour 100. La matière grasse qui constitue la plus grande partie de la crème (39,95 pour 100) est prélevée, soit en abandonnant le lait au repos, soit, quand la chose se fait en grand, en utilisant la force centrifuge d'une turbine faisant 2400 tours à la minute. La crème ainsi obtenue est vendue à l'état frais, ou utilisée pour la fabrication du beurre. Quant au lait écrémé qui, dans certains grands établissements, est donné aux porcs destinés à l'engraissement, dans le plus grand nombre des dépôts, on mélange ce lait écrémé du matin au lait de la traite du soir et, on l'expédie dans des pots cachetés comme du lait pur. Auparavant, pour rétablir la densité normale du lait (1030 environ) et masquer la fraude, le lait écrémé mélangé au lait pur dans la proportion de 75 pour 100 de ce dernier est additionné de 20 pour 100 d'eau. On comprend les bénéfices que retirent les industriels d'une pareille fraude et la fréquence si considérable de cette falsification. La tentation est, d'ailleurs, vraiment trop grande si l'on songe que ces fraudeurs jouissent, dans cette pratique, d'une liberté presque absolue dans certaines villes où personne ne s'occupe de contrôler la qualité de la marchandise vendue. Dans d'autres villes comme Paris, Lille, Lyon, Bordeaux, l'écrémage est réglementé mais non prohibé. La proportion de beurre dans le lait ne doit pas être inférieure à un certain minimum (2,70 pour 100 pour 11,50 de matières fixes à Paris). Cet écrémage du lait s'effectue sur une grande échelle dans les villes de Normandie, de Bretagne et du Nord où l'industrie beurrière et laitière a un si grand développement. D'après MM. Girard et Bordas 80 pour 100 des laits analysés à Lille sont écrémés, tandis qu'à Paris on ne constate que la proportion de 18 pour 100 avec une moyenne de 30 à 40 grammes de beurre par litre à Paris et 5 à 10 grammes à Lille.

Ce lait écrémé constitue donc un aliment privé d'un de ces principes nutritifs les plus essentiels, la graisse. Mais non seulement il est privé de graisse, mais encore d'un élément qui s'y trouve sous une forme assimilable de phosphore. D'après les expériences de MM. Bordas et Rackzkowski, la lécithine du lait passe totalement avec la crème.

Comment peut-on donc mettre obstacle à cette fraude si funeste? On avait d'abord cru qu'il suffirait de prendre la densité du lait suspect pour constater la fraude. Mais les fraudeurs arrivèrent rapidement à calculer exactement les proportions du mélange, lait écrémé et lait pur, pour arriver à la densité normale et les appareils actuels qu'emploient les industriels sont si précis qu'ils permettent au fraudeur de graduer exactement son écrémage. La prise de densité du lait ne suffit donc pas, il faut y ajouter le dosage du beurre, méthode que l'on emploie couramment dans les laboratoires. On arrive bien ainsi à déceler l'écrémage d'un lait et à calculer sa teneur en beurre, mais il n'en est pas de même pour le mouillage et, comme le plus souvent, le lait est en même temps écrémé et mouillé il est difficile de se rendre compte exactement de la fraude.

II. — Fraude par addition (mouillage excepté).

Parmi les nombreuses autres falsifications qui, d'ailleurs, sont bien moins fréquentes que l'écrémage et le mouillage, les principales sont dues à l'addition de matières étrangères.

C'est ainsi que, dans le but de simuler une crème absente, on a prétendu même que les fraudeurs se servaient de matière cérébrale. Cette falsification n'a peut-être jamais été pratiquée en réalité, étant donné le prix de revient des cervelles, même des cervelles de cheval. Mais l'addition de dextrine, gomme, matières féculentes, blanc d'œuf, gélatine ou graisse émulsionnée a été fréquemment constatée dans des laits écrémés.

Signalons également, dès maintenant, les fraudes par addition auxquelles ont recours les industriels pour masquer le mouillage et qui consistent à ajouter du glucose, du sucre de canne ou des matières alcalines destinées à relever la densité du lait mouillé. De plus, on se sert aussi couramment de matières colorantes telles que : le rocou, le jus de réglisse, le souci, la carotte, la chicorée ayant pour but de faire disparaître la teinte bleuâtre du lait mouillé.

Enfin, une falsification plus fréquente consiste en l'addition de principes conservateurs, matières antiseptiques, employés dans le but de conserver le lait pendant un certain temps et de le vendre comme lait frais. On trouve ainsi dans ces laits falsifiés de l'acide salicylique, du bicarbonate de soude, de l'eau oxygénée, du borax et surtout de l'aldéhyde formique. Ces antiseptiques, et particulièrement ce dernier, sont dangereux et peuvent provoquer des intoxications.

Toutes ces sophistications sont faciles à découvrir en employant divers réactifs. Il suffit souvent même de goûter le lait. Elles ne sont d'ailleurs pratiquées que dans une certaine limite, en raison du goût que ces matières étrangères donnent au lait.

Il n'en n'est pas de même malheureusement du mouillage qui est la fraude la plus fréquente en même temps que la plus dangereuse pour la santé publique et sur laquelle maintenant nous allons nous appesantir.

CHAPITRE II

LE MOUILLAGE ET LA CRYOSCOPIE

I. — Fréquence du mouillage

Le mouillage, nous l'avons vu, consiste en l'addition au lait d'une quantité plus ou moins considérable d'eau. Si l'on considère la facilité avec laquelle cette fraude peut s'effectuer, on comprend que ce soit là la fraude la plus fréquente, bien qu'on ait cru, jusqu'à présent, que l'écrémage soit celle le plus souvent pratiquée et qu'on n'ait eu en vue, jusqu'ici, que la répression de cette dernière.

Le mouillage se fait, en effet, instantanément ; il n'est pas nécessaire, comme pour l'écrémage, d'attendre que la crème ait le temps de se former, et n'importe quel vendeur de lait ou intermédiaire entre le producteur et le consommateur, peut l'effectuer.

D'autre part, il est rare que l'écrémage soit pratiqué seul et qu'une quantité plus ou moins grande d'eau ne soit ajoutée à ce lait écrémé, ne serait-ce que pour rétablir la densité normale du lait diminuée par l'écrémage.

On voit donc qu'au total, l'addition d'eau au lait est la fraude la plus considérable, qu'il s'agisse de mouillage pur et simple ou d'écrémage combiné au mouillage. C'est ce que montreront les chiffres suivants :

La fréquence de la fraude en général (écrémage et mouillage) nous est donnée par la statistique de l'Office sanitaire de Lille : sur *694* échantillons de lait prélevés à Lille en 1900, et analysés au Laboratoire municipal, *16* seulement furent reconnus bons. La fraude est ainsi de 80 pour 100, à Lille.

Quant à Paris, d'après M. Girard, la proportion des laits fraudés, qui était de 50 pour 100 en 1881 et 30 pour 100 en 1882, n'est plus, à l'heure actuelle, que de *18 pour 100.*

Nous empruntons à l'ouvrage du Dr Rouvier (100), les chiffres suivants :

« En Belgique, sur *539* échantillons de lait examinés dans ces quatorze dernières années, *224* étaient adultérés.

« A Ixelles (Bruxelles), sur *17* échantillons soumis à l'examen de M. J. Wanters en 1889, *5* étaient additionnés d'eau dans la proportion de 15 et 20 pour 100. En 1888, sur *14* échantillons, *6* avaient subi la même adultération.

« Le laboratoire municipal de chimie de Milan, sur *224* échantillons n'en a trouvé que *70* de pureté irréprochable. Les *154* autres étaient constitués par du lait écrémé ou généreusement additionnés d'eau (Fissore).

« A Londres, la paroisse de Saint-Marylebone, qui compte 155.000 habitants, reçoit un approvisionnement de 21.156 litres de lait. Or, en 1882, *un tiers* des échantillons analysés étaient adultérés ; en 1883, sur

23 échantillons, *plus du tiers* contenait des quantités d'eau s'élevant jusqu'à *30 pour 100*. »

A Lyon, au Laboratoire municipal, sur les nombreuses analyses de lait qui ont été faites de 1890 à 1904, on a trouvé les résultats suivants :

Sur *7005* laits déposés par le public, on a eu *583* échantillons fraudés, dont *183 écrémés* et *400 mouillés* (parmi ces derniers, figurent 241 échantillons qui ont été classés, dans les premières années, comme *mouillés ou écrémés*, sans distinction spéciale).

Sur *1160* échantillons prélevés par les inspecteurs, on a reconnu *761* laits falsifiés, dont *324* écrémés et *437 mouillés* (parmi ces derniers, 323 ont été classés, dans les premières années, comme *mouillés ou écrémés*, sans distinction spéciale).

(Les laits ci-dessus ont été considérés comme *écrémés* au-dessous de 3 pour 100 de beurre, et comme *mouillés* au-dessous de 9 pour 100 d'extrait réduit, extrait total moins le beurre.)

Ces statistiques n'ont d'ailleurs qu'un intérêt relatif, car, comme nous le disions plus haut, il est difficile de trouver un lait uniquement écrémé, sans addition d'eau.

La méthode cryoscopique seule, nous a permis de nous rendre compte exactement de l'étendue insoupçonnée de la fraude du mouillage.

D'après les recherches faites par Parmentier, à Paris, il résulte en effet que le mouillage du lait se pratique sur une vaste échelle dans les divers milieux sociaux. Parmentier a constaté *dans les hôpitaux* que le lait distribué aux malades contenait souvent *5 pour*

100 d'eau et dans certains cas *7 et 12 pour 100* et même jusqu'à *25* et *34 pour 100. Dans une maison de santé* on trouva *18 pour 100* d'eau dans du *lait cacheté* pris sur la table d'un malade. *Des crèches* distribuent du lait mouillé à *12 pour 100.*

Dans un quartier ouvrier, l'examen du lait donne le taux de *5, 7, 10, 12, 14, 27 pour 100* de mouillage. Sur dix laits examinés un seul était pur.

D'ailleurs le prix de vente du lait n'assure pas contre la fraude et Parmentier cite différents laits dont il a fait l'examen qui, étant vendus à 30 centimes le litre, étaient mouillés à 9, 10, 27 pour 100 ; du lait vendu à 25 centimes donnait 9 pour 100 et du lait à 20 centimes servant de réclame dans une épicerie était mouillé à 7 pour 100.

Winter cite d'autres exemples :

« J'ai examiné, dit-il, quelques laits de fruiterie de Paris, ils contiennent tous un cinquième ou un dixième d'eau. Je n'en ai pas jusqu'à ce jour trouvé d'autre. Pour une même maison, on retrouve toujours sensiblement le même mouillage. »

II. — Dangers du mouillage

Le mouillage étant la fraude la plus fréquente se trouve constituer la plus grande part du grave danger que fait courir à la santé publique la falsification du lait.

C'est donc, non seulement un vol, un abus de la confiance générale, mais c'est même un crime véritable, au même titre que l'addition d'un toxique à une denrée alimentaire.

C'est un empoisonnement public.

Nous avons vu, en effet, que le lait falsifié était le facteur le plus considérable de la mortalité infantile dont la cause la plus fréquente est la diarrhée infantile (athrepsie et gastro-entérite.)

Pour en donner un exemple entre mille, il suffit de jeter les yeux sur une statistique rigoureuse que donne le Dr Barthès, dans un mémoire, lu le 22 juin 1898, devant la Société de médecine publique et d'hygiène professionnelle. Cette statistique se résume en ces chiffres tristement éloquents :

Sur *399* décès d'enfants assistés de *0 à 1 an 247* enfants sont morts *d'affections gastro-intestinales*, dont 189 âgés de moins d'un an.

C'est donc à peu près les *deux tiers de la mortalité infantile totale.*

D'autre part, MM. Girard et Bordas, dans leur étude très documentée sur la mortalité infantile concluent en disant que *la mortalité par athrepsie dans une ville est en relation étroite avec la qualité du lait consommé.*

Ces auteurs constatent que les villes où l'industrie laitière est florissante comme Lille, Rouen, Nantes, Troyes, Rennes, Le Havre, Reims, sont aussi des villes où la fabrication du lait se fait sur la plus grande échelle et ils font remarquer que l'*intensité de cette falsification suit une courbe parallèle à celle de la mortalité infantile par athrepsie.*

A Lille, où la fraude du lait est la plus considérable. la mortalité des enfants de moins d'un an atteint le chiffre énorme du *quart des décès*, ce qui donne, d'après les statistiques de MM. Girard et Bordas une proportion de *57,9 pour 100 de décès d'enfants de zéro à un an par diarrhée infantile*, pour une moyenne de cinq années (1897-1901 inclus). Ce chiffre est même dépassé par *Le Havre* qui atteint la moyenne de *59,1 pour 100* et *Reims 56,4*. Lyon, au contraire, ne fournit qu'une proportion de *19,9 pour 100*, étant ainsi dans une situation meilleure que Paris, dont le pourcentage est de *36,4*.

« En six ans, dit le Dr Parmentier, et dans 59 villes représentant une population de 7.300.000 habitants, *le cinquième* de la population française, la diarrhée a tué 61.337 enfants, soit plus de *10.000 par an.* » On conçoit donc bien, d'après ces derniers chiffres, que la *mortalité infantile par diarrhée et gastro-entérite dans toute la France* puisse s'élever au chiffre colossal de *40.000 victimes par an*, ainsi que nous le disions au commencement de cette étude.

La France n'est d'ailleurs pas la seule nation où sévit une pareille mortalité infantile.

Sur 2 millions d'enfants nés en Allemagne par an, *plus de 400.000* n'atteignent pas la première année, dont *200.000* succombent à la gastro-entérite (85). La proportion dépasse donc celle de la France, bien que la natalité soit supérieure en Allemagne (81).

Indépendamment de l'influence si néfaste du mouillage du lait sur la vie de tant de jeunes êtres et du danger social que fait courir à l'avenir de notre pays cette funeste fraude, il existe d'autres dangers dont elle est encore la cause et dont nous allons parler.

Tout d'abord, le lait mouillé constitue une menace permanente pour tout individu sain, par l'infection qu'il peut apporter dans l'organisme, si l'eau dont on s'est servi est souillée ou polluée de quelque façon.

Dans ce cas, le lait peut être le véhicule du bacille d'Eberth. On a relaté ainsi plusieurs petites épidémies de typhoïde, principalement en Angleterre et en Allemagne, où elles paraissent beaucoup plus fréquentes qu'en France, peut-être parce que l'attention n'est guère attirée chez nous sur ce sujet, alors que l'importance de ces cas paraît être exagérée chez nos voisins.

Néanmoins, il n'est pas douteux que dans la plupart des cas cités, la propagation de la fièvre typhoïde par le lait est bien prouvée et que l'infection du lait est due à un mouillage fait avec une eau polluée par les défections des habitants de la ferme atteints de la maladie.

Le Dr Ascher (74) rappelle plusieurs cas d'épidémie, de fièvre typhoïde où le contage par le lait est bien établi, à Minden, en 1896, à Roth et Reich (1893-1894), dans les prisons de Strasbourg, en 1892 et à la caserne de Schlestadt, en 1890. Il relate, en dernier lieu, une petite épidémie de vingt-neuf cas de fièvre typhoïde constatée par lui et bien localisée dans un quartier de Kœnigsberg, en mai 1901.

Les facteurs étiologiques habituels furent éliminés successivement, et l'on établit que la fourniture d'un lait de même provenance avait été faite dans les maisons contaminées. Après de nombreuses difficultés, le Dr Ascher réussit à établir que le lait distribué dans le quartier en question provenait de deux fermes du même village de la banlieue où les enfants avaient eu au printemps la fièvre typhoïde médicalement constatée, ainsi qu'un fermier, sa femme et son fils. L'enquête laborieusement poursuivie, permit d'établir que sur les vingt-neuf cas de fièvre typhoïde de ce quartier, dix-sept étaient survenus après consommation du lait de ces fermes absorbé cru. D'autre part, huit autres malades de la même époque et de la même série firent connaître qu'ils prenaient leur lait chez des paysans qui traversaient et s'arrêtaient au village où avait sévit la fièvre typhoïde. Il est donc bien permis d'admettre que la contamination par le lait étant prouvée, l'infection de ce lait avait été faite par l'addition d'eau souillée par la déjection des typhiques du village en question.

Le Dr Fulton (61) relate une épidémie analogue a Elkton (Etats-Unis). Le lait provenant d'une ferme où trois personnes avaient contracté la fièvre typhoïde fut reconnue comme la cause de cette épidémie et la même origine hydrique de l'infection du lait est encore bien probable.

Dans la *Gazette des Hôpitaux* du 6 août 1892 (8), le Dr Chéron rapporte également d'autres cas fort nombreux d'épidémies de fièvre typhoïde occasionnées par une eau contenant le bacille d'Eberth ayant servi à mouiller le lait et à nettoyer les récipients destinés à le contenir.

En dehors de ce danger de propagation de la fièvre typhoïde par le lait mouillé, on peut craindre les diverses infections ayant pour origine les microbes que véhicule une eau souillée. Bien que peu de recherches aient été faites sur ce point, il est évident qu'en temps d'épidémie, le choléra pourra se propager par le lait, si ce lait a été mouillé à l'aide d'eau polluée par le bacille virgule.

Mais ce qui est plus grave, c'est que dans cet excellent bouillon de culture que constitue le lait les germes se multiplient avec une rapidité énorme, en quelques heures, surtout en été. La numération des microbes d'un *lait naturel* pris à la température de 10 degrés *au bout de vingt-quatre heures* atteint près de *trois millions de microbes* par centimètre cube. Que l'on juge alors de la proportion qui doit exister dans un lait pris en été à la température de 20 degrés. *Au bout de quatre heures seulement* elle a atteint le même chiffre et, si le lait a été souillé par une eau contenant du bacille d'Eberth ou du bacille cholérique, ce n'est plus au bout de ce même laps de temps trois millions de microbes que l'on compte par centimètre cube, mais bien 30 *ou* 40 *millions.* Les expériences de Freudenreich et de MM. Girard et Bordas en font foi.

Mais, comme si tout cela n'était pas suffisant, les laitiers combinent le plus souvent le mouillage avec l'écrémage. Or, les recherches de MM. Girard et Bordas prouvent que la richesse en microbes du *lait écrémé* est *deux fois plus considérable* que celle du lait naturel au bout de vingt-quatre heures.

En additionnant tous ces résultats on en arrive, en buvant une tasse de ce lait datant de vingt-quatre heures, à absorber un véritable bouillon de culture, d'autant plus dangereux que la température de la saison est plus élevée et l'épidémie plus imminente. Si une pareille boisson doit être funeste à un adulte, quel ne doit pas en être le danger pour le jeune enfant ! C'est alors que l'on peut dire, suivant l'expressive antinomie de Paul Strauss : « Une boisson de vie devient un breuvage de mort. »

Enfin, même en mettant de côté les graves dangers d'une infection possible, comment le médecin peut-il compter sur le lait comme aliment et fortifiant de l'organisme, alors que la valeur alimentaire de ce liquide est infiniment réduite par le mouillage. Quel profit un malade peut-il retirer d'une boisson alimentaire dont les principes nutritifs sont dilués à 30 et 40 pour 100 !

III. — Différents procédés de mouillage

Nous disions tout à l'heure que le mouillage était fréquemment combiné à l'écrémage. Il y a en effet différents procédés qu'emploient les laitiers pour mouiller le lait. Nous allons passer en revue ces divers procédés.

Tout d'abord, le lait peut n'avoir subi comme fraude que le mouillage seul. Le laitier, principalement le petit détaillant, « baptise son lait » comme on dit vulgairement. Il y ajoute de l'eau prise au robinet ou au puits voisin, tout simplement, sans y soustraire la crème. Cela se pratique surtout lorsque le lait, étant fraîchement trait, la crème n'a pas encore eu le temps de se former à la surface. C'est cette fraude élémentaire que pratiquent également les fermiers et les *récoltants* qui vont chercher le lait chez les premiers pour les centraliser aux *dépôts*

Dans les grands centres où ils sont surveillés, les industriels se servent de lait complètement écrémé pour mouiller le lait, ce qui ramène la fraude en fin de compte à un simple écrémage. Entre ce premier degré de fraude et le mouillage éhonté de certains commerçants, il y a toute une variété de falsifications intermédiaires.

On sait que les *nourrisseurs* vendent généralement leur lait à la mesure, et ce n'est que très exceptionnellement qu'ils le vendent suivant sa teneur en éléments nutritifs. Ils sont donc poussés par l'intérêt à rechercher les races de vaches qui ont le plus fort rendement, délaissant celles fournissant un lait plus riche, mais moins abondant. Les éleveurs peuplent ainsi leurs étables de vaches de race hollandaise, flamande qui, en effet, sont connues pour l'abondance, sinon la richesse de leur lait.

Indépendamment de cette sélection dans la race des vaches, sélection faite aux dépens du consommateur, les éleveurs savent fort bien mouiller leur lait d'une façon indirecte en donnant à leurs vaches une nourriture spéciale très aqueuse. Cette nourriture se compose de *drèches*, résidu de brasserie et de distillerie, coûtant très bon marché mais essentiellement pauvre en matières azotées digestibles. Ils font ainsi passer dans le lait l'eau qu'il n'y ajoutent pas directement. Ce *mouillage physiologique* échappe, cela se conçoit à la répression mais n'en constitue pas moins un gros danger au double point de vue hygiénique et économique. En effet, au point de vue de l'hygiène, l'expérience a démontré que les animaux soumis à un pareil régime contractent la *tuberculose* avec une surprenante facilité et deviennent, de ce fait, un des agents les plus redoutables de la propagation de la tuberculose. Au point de vue économique c'est la substitution graduelle à nos belles races de vaches beurrières d'animaux à grand rendement de lait, mais à faible teneur en crème.

Enfin, comme ce mouillage, direct ou indirect ne serait pas encore assez lucratif et que d'ailleurs il faut réduire la trop grande densité du lait augmentée par l'addition d'eau, le laitier enlève une certaine quantité de crème correspondant à la quantité d'eau ajoutée.

Le Dr de Lavarenne (83) nous fait un tableau frappant et pris sur le vif de ce qui se pratique tous les jours à Paris d'une façon courante et qui donne bien une idée de la valeur alimentaire de cette boisson « sacrée » que les Parisiens, malades ou bien portants, enfants ou vieillards absorbent chaque jour.

« Dans les pays de pâturages environnant Paris, dit le Dr de Lavarenne où l'on fait spécialement l'élevage des vaches laitières, les *récoltants* se réunissent en un certain nombre de groupes qui alimentent des *dépôts*. Ces dépôts reçoivent du lait, le mettent en ces grands pots de fer-blanc que nous connaissons, les scellent et les expédient par train rapide à Paris. A l'arrivée à Paris, ces pots sont chargés sur des voitures par les *garçons-livreurs* qui, à fond de train de leurs chevaux, les portent au *détaillant*, laitier, crémier ou épicier. C'est à celui-ci que s'adresse l'acheteur.

Du pis de la vache au verre où il sera bu, le lait passe donc par les mains du récoltant, du dépositaire, du livreur, du détaillant ; quatre intermédiaires qui ont chacun leur bénéfice à prélever et qui s'en acquittent assez bien, puisque le cours du lait qui est à l'achat de 9 à 11 centimes monte à la vente de 40 centimes à 1 franc. Mais cela ne suffit pas ; au bénéfice licite vient s'ajouter un frauduleux, et cela à tous les étages.

C'est d'abord le *récoltant* qui sait parfaitement que le lait d'une traite n'est pas le même pendant toute la durée de celle-ci et qui a un truc pour livrer au dépôt le lait moins chargé en beurre ou mouillé directement ou indirectement, afin de garder pour l'élevage lucratif de ses veaux le lait plus beurré. C'est ensuite le *dépositaire*. On lui livre du lait qui marque toujours en moyenne de 42 à 44 grammes de beurre par litre. Or, les règlements de police édictés par le Conseil d'hygiène et de salubrité de la Seine fixant le taux moyen du beurre à 40 grammes ; les dépositaires n'hésitent pas à retirer 2 à 4 grammes de beurre par litre, quelquefois plus, car les prélèvements du laboratoire municipal donnent souvent à l'analyse des laits pesant 38 et même 35 seulement. Puis arrive le *livreur* : c'est lui qui fait les opérations les plus lucratives. Bien que les pots soient scellés et ne doivent être ouverts que par le détaillant, il a, lui aussi un truc pour faire sauter sceau et couvercle et les remettre en place sans qu'on s'en aperçoive. Il lève donc le couvercle et prélève la crème que les secousses du voyage ont accumulée à la surface du lait ; mais cela ne suffit pas : grâce à l'intervention d'aides si agiles qu'on les surnomme *acrobates*, pendant ces courses folles de leur voiture que les Parisiens redoutent tant, ils prélèvent une certaine quantité de lait qu'ils remplacent par de l'eau de Seine, faisant ainsi miraculeusement la *multiplication des pots*. A ce métier ils gagnent des honoraires vraiment satisfaisants, on parle de 10 à 20.000 francs par an ; aussi n'hésitent-ils pas à organiser à leur service une police personnelle pour dépister les agents de la police officielle de la Préfecture.

Dans quel état arrive le lait au *détaillant ?* On peut en juger par les prélèvements successifs dont il a été l'objet. Mais si le détaillant ne peut plus en enlever, il peut ajouter: et il ajoute quoi ? de l'eau. C'est ainsi, en fin de compte, que ce n'est plus du lait qu'achète le *consommateur* mais plutôt ce que l'on a pu judicieusement dénommer de la *tisane lactée !* »

Et malgré cela Paris est cependant l'une des villes de France où l'on boit le meilleur lait. Que l'on juge d'après cela ce que doivent consommer les habitants de certaines autres villes comme Lille, Reims, le Havre, Nantes, etc., où la fraude se commet sur une échelle bien plus grande.

Ce mouillage est habilement fait. Les vendeurs de lait ont, en effet, le soin de dissimuler leur fraude de façon à ce que le consommateur ne se doute de rien, chose qui arrive le plus souvent.

Pour cela ils ont recours aux diverses falsifications dont nous avons parlé plus haut, qui ont pour objet de ramener le lait mouillé ou écrémé à une densité voisine de la normale et d'en relever la saveur.

Il existe, en effet, dans certaines laiteries, de véritables barêmes, tableaux indiquant d'avance, pour un lait d'une densité initiale de tant, la quantité d'eau et de petit lait à ajouter pour obtenir la densité exigée par les Conseils d'hygiène.

D'autre part, l'addition d'eau ou de lait écrémé, favorise comme nous l'avons vu, le développement des micro-organismes soit par l'introduction directe des microbes étrangers, soit par le développement rapide sous l'influence de la centrifugation, de micro-organismes préexistants dans le lait.

La conséquence immédiate de cette pullulation des germes, est l'augmentation de l'acidité du lait qui se manifeste surtout en été par la coagulation. Pour prévenir cette coagulation, les falsificateurs ont deux moyens : combattre l'acidité en utilisant les alcalis, carbonates, et bicarbonates alcalins ou bien empêcher le développement des micro-organismes par l'adjonction d'un anseptique. Le premier de ces procédés est presque délaissé parce qu'il est moins efficace que le second et, chose plus grave, pour les fraudeurs, parce qu'il est plus facile à reconnaître à l'analyse chimique. Le second procédé, adjonction d'un antiseptique, présente de réels avantages ; en choisissant avec soin son antiseptique, on peut rendre la découverte ultérieure de la fraude très malaisée. On pourra même arguer, au nom de l'hygiène, de l'excellence du produit comme dans le cas où l'on emploie l'eau oxygénée, En Allemagne, des savants sont allés jusqu'à recommander l'adjonction au lait d'aldhéhyde formique dans le but de prévenir la transmission de la tuberculose. Mais cette affirmation un peu téméraire n'a pas obtenu tout le succès qu'en attendaient les auteurs.

Enfin, comme le lait convenablement mouillé, écrémé a été bien protégé contre la coagulation et le développement des microorganismes, il ne s'agit plus que de lui donner l'aspect d'un lait crémeux en y ajoutant quelques gouttes d'une solution de bichromate de soude ou de teinture de rocou et l'opération est terminée.

Un autre procédé pour masquer le mouillage et largement pratiqué à Rome nous est signalé par M. Scala (89). Il consiste à mélanger au lait de vache du lait de chèvre et de l'eau, en proportions telles que le mélange ait la densité du lait de vache pur. Le lait de chèvre plus blanc, plus gras, a un poids spécifique plus élevé que celui du lait de vache ; on ramène à la densité normale en ajoutant une quantité d'eau égale à la quantité du lait de chèvre. L'auteur donne d'ailleurs un moyen de reconnaître cette fraude, ou du moins de reconnaître que du lait d'un autre animal a été mélangé au lait de chèvre. Ce procédé est basé sur ce fait que, la diastase pancréatique du veau dissout la caséine du lait de vache, alors qu'elle laisse intacte la caséine du lait d'autres animaux. Il suffit de faire agir *in vitro* cette diastase pancréatique sur le lait suspect coagulé au préalable.

IV. — Difficulté et moyens actuels de reconnaitre le mouillage.

Nous avons vu avec quelle ruse et quelle habileté les laitiers et leurs « acrobates » dissimulent leur fraude. On comprend donc qu'il soit fort difficile avec les moyens actuels, non seulement d'empêcher cette fraude mais encore de la découvrir. Que donne en effet l'analyse du lait ? Permet-elle de reconnaître le mouillage et le taux de ce mouillage ?

Voici la méthode employée au *Laboratoire munici-*

pal de la Ville de Paris pour faire une analyse de lait.

Les laits examinés sont soumis à huit épreuves :

1° Examen des propriétés organoleptiques ;

2° Examen microscopique ;

3° Détermination de la densité à + 15 degrés ;

4° Détermination de la crème au crémomètre ;

5° Détermination de l'extrait ;

6° Détermination du beurre au lacto-butyromètre, ou par épuisement ;

7° Détermination de la lactose par la liqueur de Fehling ;

8° Détermination des cendres.

Comment recherche-t-on le *mouillage ?*

Si l'on a affaire à un lait falsifié par une simple addition d'eau, et si l'on dispose d'un échantillon du lait non falsifié, on juge par comparaison en faisant l'analyse de chacun d'eux. Mais il est très rare que l'on dispose de ce second échantillon qui supprime toute inexactitude dans les conclusions et l'expert est, en général appelé à se prononcer sur un lait sans avoir, en même temps, un type de comparaison (Villiers et Collin). Il ne lui reste alors d'autres ressources que de se servir des quantités minima et des tables officielles pour constater et évaluer le mouillage. « Nous rapellerons, disent MM. Villiers et Collin (59), que l'on devra utiliser, de préférence, pour les comparaisons, l'extrait moins le beurre ou le sucre de lait, plutôt que le beurre et l'extrait total. On ne devra pas non plus négliger le résultat relatif à la caséine, dosée directement ou par différence. Un lait mouillé pourrait, en effet, avoir été additionné de sucre. On pourra conclure au mouillage au-dessous de 30 grammes de caséine par litre. »

Il faut d'ailleurs considérer deux cas suivant que le lait provient de chez un nourrisseur ou qu'il est un lait de dépôt. Dans le premier cas, ainsi que disent MM. Villiers et Collin, « l'expert devra prélever lui-même un type de comparaison. Il caractérisera encore de même le mouillage et en calculera les proportions sinon, cette fois, d'une manière rigoureuse, du moins très approxivement. »

Mais s'il s'agit d'un lait de dépôt qui est le résultat d'un mélange d'un très grand nombre de lait, provenant d'origines diverses, l'expert n'aura plus recours qu'aux moyennes officielles établies, et il aura le calcul du mouillage par la formule suivante :

$$\frac{13}{E} = \frac{100}{x}$$

13 étant la teneur pour 100 d'extrait admise pour un lait moyen, E étant l'extrait sec du lait à examiner. Si donc on a un lait ne donnant que 10 pour 100 d'extrait, le calcul du mouillage sera donné par la formule :

$$\frac{13}{10} = \frac{100}{x} \text{ d'où } x = 76,9$$

Le mouillage sera égal à 100 — 76,9 = 23, 1 pour 100.

Pour *le calcul de l'écrémage* on se sert de la formule suivante :

$$\frac{4}{b} = \frac{100}{x}$$

4 étant la teneur moyenne en beurre pour 100 et b étant celle du lait écrémé examiné que l'on a obtenue

au moyen du lacto-butyromètre ou par épuisement. (100 — x) sera alors la quantité de beurre enlevée à 100 grammes de beurre du lait type ; ce sera l'écrémage pour 100 du lait en expérience.

Pour un *lait mouillé et écrémé*, on commence par calculer le mouillage en opérant sur l'extrait dégraissé, celui-ci étant égal à la différence entre le poids de l'extrait sec et celui du beurre. Puis, on calcule le poids du beurre que devrait normalement contenir *l'extrait du lait mouillé*. Soit, par exemple, un lait ayant seulement 10 d'extrait, on trouvera le poids du beurre qu'il doit contenir, s'il est simplement mouillé, au moyen de la formule suivante :

$$\frac{13}{10} = \frac{4}{x}$$

$$x = \frac{4 \times 10}{13}$$

$$x = 3,07$$

Ce lait, s'il n'a pas été écrèmé, doit donc renfermer 3 gr. 07 pour 100 de beurre ; si l'épuisement donne une *quantité de matière grasse plus faible*, on calcule l'écrémage en prenant pour base non plus 4 pour 100 de beurre, mais 3, 07 pour 100 (116).

D'après cette méthode et en voyant ces formules si simples, l'on s'imagine aisément que rien n'est plus facile que de reconnaître la fraude. Malheureusement il n'en est pas ainsi, car bien que cela paraisse paradoxal au premier abord, de ce que l'on a reconnu qu'un lait est mouillé, dans certaines limites bien entendu, il ne s'ensuit pas qu'il y ait fraude.

Il faut savoir, en effet, que la variation de la composition chimique du lait et principalement de sa teneur en beurre est soumise à des variations importantes et indépendantes de l'action directe de l'homme. De nombreux facteurs entrent alors en jeu et sont la cause de cette difficulté de reconnaître la fraude à l'aide des moyens actuels.

Ces facteurs sont : la race, l'individualité, l'âge, la période de rut, grossesse ou lactation, la nature de l'alimentation des animaux, l'influence de l'heure de la traite, de la provenance du pis auquel la traite a été effectuée.

L'influence de la *race* est bien connue. On sait que les vaches jersiaises et bretonnes donnent un lait beaucoup plus riche en beurre que les hollandaises qui, en revanche, fournissent un rendement annuel beaucoup plus considérable. « Pour produire 1 kilogramme de beurre, *16 à 17* litres de lait de *vache jersiaise* suffisent, tandis qu'il n'en faut pas moins de *35 litres* de lait de de *vache hollandaise* pour fournir la même quantité. Ainsi, ces vaches hollandaises, placées dans de bonnes conditions l'adimentation, donnent un lait dont la teneur est inférieure aux chiffres du laboratoire municipal, et ce lait, par conséquent, *peut être considéré comme coupé*. Or, ce sont précisément les vaches qui sont les plus nombreuses dans les vacheries *intra muros*, grâce à leur rendement énorme » (Langlois).

L'âge de la vache a aussi son importance. Ce facteur agit surtout plus sur la quantité que la qualité du lait. La teneur en beurre reste, en effet, à peu près la même chez des vaches d'âge différent, alors que la quantité de lait fourni quotidiennement augmente du premier au quatrième et sixième vêlage et diminue ensuite.

L'individualité est encore un facteur de la variation de la composition du lait.

Le passage suivant, emprunté à M. Duclaux nous en donne une preuve :

« Un lait donne, le 11 août (vacherie de Fau, Cantal), 3 gr. 22 de matière grasse et 4 gr. 15 de caséine pour 100. La richesse normale, à cette époque, baissa tout d'un coup. Huit jours plus tard, on trouva seulement 2 gr. 32 pour 100 de beurre et, deux jours après, 2 gr. 75 de beurre et 3 gr. 30 pour 100 de caséine. Cette pauvreté persiste pendant plus d'un mois sans qu'on pût lui trouver une cause. Aucun changement dans le mode ou les heures de traite, dans l'alimentation et l'état de santé apparente de l'animal. Le volume de chaque traite est resté normal : la proportion de sucre du lait est restée, dans cet intervalle, à peu près ce qu'elle était avant et ce qu'elle a été après ; seule, la proportion de beurre et de caséine a atteint un niveau qui, dans une expertise, aurait presque sûrement *fait conclure à une addition d'eau. Or, c'était sûrement un lait naturel.* »

Le séjour du lait dans la mamelle modifie la composition du lait, aussi trouve-t-on des différences assez notables quand on analyse le lait pris aux *différents moments de la traite.* Au début de la mulsion, la teneur en beurre est beaucoup plus faible qu'à la fin. Elle peut atteindre, à la fin de la traite, un chiffre dix fois plus considérable que le chiffre initial. L'extrait est également augmenté en notable proportion au moment terminal. C'est donc encore une cause d'erreur pouvant faire prendre le lait du début de la mulsion *comme un lait fraudé*, alors qu'il est naturel.

Nous avons vu, dans un chapitre précédent, comment les laitiers arrivaient à mouiller indirectement leur lait à l'aide d'une *alimentation* spéciale et l'impossibilité de reconnaître l'origine de la fraude avec les moyens actuels.

On a reconnu encore que les périodes de rut, de grossesse, de lactation des animaux, l'origine du lait provenant de différents pis, avaient une influence notable sur la teneur du lait en principes nutritifs.

On voit donc qu'étant donné toute ces causes nombreuses de variation de la composition chimique du lait et indépendantes de l'action de l'homme, il est bien difficile d'affirmer la fraude en se basant seulement sur la méthode d'analyse, actuellement employée. « Ceci témoigne, dit M. Duclaux, dans son livre sur le lait, combien on doit être prudent dans ses conclusions relatives à la fraude... attendu qu'aucun moyen ne permet de l'atteindre sûrement et qu'il faut, dès lors, soit la punir à l'aveuglette, soit la laisser s'étaler en liberté. »

Cette méthode de contrôle de la fraude est donc insuffisante. Pour que l'on puisse déceler le mouillage, il faudrait se baser sur une propriété fixe du lait, ne subissant aucune modification avec les nombreuses variations de la composition chimique que nous venons d'étudier.

Cette propriété constante nous est donnée par la cryoscopie.

V. — La Cryoscopie du Lait.

Depuis les premiers travaux de Raoult, en France et de Koranyi, en Autriche, de nombreuses recherches ont été faites sur la cryoscopie des différents liquides de l'organisme (sang, urine, suc gastrique, bile, salive, lait, etc.). Cette méthode nouvelle est entrée dans la pratique médicale, et Claude et Balthazard l'ont utilisée en clinique pour indiquer un nouveau procédé de détermination de la perméabilité rénale.

En hygiène également, une application pratique en a été faite pour le lait, grâce aux travaux originaux de Winter. Nous empruntons à l'excellente étude du Dr Parmentier, sur la cryoscopie du lait, le passage suivant qui nous retrace l'historique des recherches faites sur ce sujet et démontre l'importance prépondérante des travaux français de Winter.

« En novembre 1895, Winter (17) signalait la constance du point de congélation du lait. Cette fixité de la température de congélation lui apparaissait appelée à servir de contrôle simple et sûr de son état de pureté et de conservation, en même temps que de sa valeur alimentaire, en vertu de son isotonie avec le sérum.

Ce point de congélation oscille, dans les exemples cités, entre 0,55 et 0,57, 0,55 étant le chiffre le plus souvent rencontré. C'était là un fait nouveau, très remarquable, que les variations des éléments chimiques du lait ne pouvaient faire prévoir.

Dans un travail publié quelques jours auparavant (octobre 1895), E. Beckmann (12), étudiant les propriétés physiques de quelques matières alimentaires, trouvait également 0,554 comme point de congélation de quelques échantillons de lait et même 0,59.

L'année suivante, Hamburger (22) arrivait aux mêmes conclusions et indiquait comme points extrêmes 0,574 et 0,556 et comme moyenne, 0,561.

Mais, tandis que ces dernières publications n'avaient en vue que le lait ou d'autres aliments, c'est-à-dire la constatation d'un fait isolé, les travaux de Winter portaient à la fois sur le sérum, le lait, le suc gastrique, la bile, etc., et lui permettaient d'établir une loi biologique que personne ne soupçonnait et qui a pour principe l'idée de *limite*. Chez les êtres vivants, l'harmonie générale des fonctions, harmonie nécessaire au maintien des caractères de l'individualité et de l'espèce, ne peut se concevoir et se réaliser que parce que ces fonctions *se limitent* elles-mêmes.

Pour le sérum sanguin, comme pour le lait, l'axe d'oscillation limite est de 0,555; les oscillations pour le lait particulièrement sont très restreintes à *l'état physiologique*.

En France, ces résultats furent vivement critiqués par MM. Bordas et Génin, dans deux notes successives, d'ailleurs contradictoires (19).

Ayant déterminé le point de congélation de 50 laits de vache de races diverses, laits « prélevés dans les meilleures conditions possibles d'authenticité », ces auteurs trouvèrent 0,52 pour 22 laits, 0,53 pour 11 et les écarts de 0,44 à 0,56 pour les autres échantillons [1].

[1] *Comptes rendus de l'Acad. des Sciences*, 1896, 31 août.

Puis, dans un second travail paru quelques mois plus tard[1], MM. Bordas et Génin s'efforcèrent de justifier leurs premiers résultats et leurs singulières variations. Mais, cette fois, opérant dans le laboratoire de M. Lippmann, avec les appareils et le concours de M. Ponsot, ils trouvèrent, *toutes corrections faites*, 0,529 comme point de congélation le plus bas et 0,512 comme point le plus élevé, soit 0,017 comme écart maximum. « Ces chiffres, disent-ils, sont bien différents du chiffre 0,55 indiqué par Winter, comme l'axe des oscillations du point de congélation du lait ».

Winter refit une nouvelle série de déterminations[2] toutes confirmatives de sa première note prouvant une fois de plus que « *tout lait alimentaire non suspect ne doit au cryoscope s'écarter que d'un ou au plus deux centièmes de son axe d'oscillation*, qui est 0,55, chiffre lu sans correction. Qu'on multiplie la dernière moyenne de MM. Bordas et Génin, 0,52 par un nombre voisin de 1,06 (coeficient de correction d'après M. Ponsot) et elle donnera également 0,55, nombre lu ». Leurs premiers résultats n'en restaient pas moins inexplicables. »

D'après Léon Bernard, dans sa *Revue sur la cryoscopie* (75), les résultats très variables d'un échantillon à l'autre dépendraient de la multiplicité des facteurs importants capables de modifier le point de congélation du lait au même titre qu'ils modifient la densité, l'extrait, la

[1] *Comptes rendus de l'Acad. des Sciences*, 1896, 8 mars.

[2] Tous les laits examinés ont été recueillis au pis même de la vache (Jardin d'Acclimatation). Note de Winter.

quantité de beurre. Ces facteurs, nous en avons montré l'importance au chapitre précédent.

M. Parmentier (95) a donc résolu de refaire les expériences de Winter, Beckmann et Hamburger, et disons le tout de suite, ses résultats ont corroboré ceux de ces auteurs, démontrant ainsi à MM Bordas et Génin la constance du Δ du lait pur, que ceux-ci même avaient d'ailleurs constatée, bien que n'arrivant pas au chiffre.

La question de l'identité du chiffre importe peu, dit d'autre part Winter dans sa réponse à MM. Bordas et Génin. Ce chiffre dépend des appareils et de la manière d'expérimenter. Des divergences analogues, du même ordre, ont d'ailleurs été signalées pour le Δ de solutions salines identiques, le chlorure de sodium notamment, pour lequel des observateurs différents ont trouvé des nombres variant de 0,61 à 0,585 comme température de congélation de la solution à 1 pour 100. Ces différences sont, il est vrai, bien minimes et de peu d'importance dans la pratique. Elles sont à coup sûr liées aux constantes thermométriques, comme l'admettent de nombreux auteurs.

Pour éviter toute chance d'erreur, il sera donc bon, comme nous l'avons fait et ainsi que le recommande M. Lajoux (119), de procéder, avant les expériences de cryoscopie du lait, à la vérification sur le thermomètre de l'exactitude du chiffre correspondant au point de congélation normal ($\Delta = 0{,}60$) d'une solution de chlorure de sodium à 1 pour 100.

Ce qu'il importait, avant tout, était de constater la constance du point de congélation du lait normal. Il suffisait de reconnaître la fixité de ce point. C'est ainsi que MM. Bordas et Génin dans la deuxième série des expériences qu'ils firent dans le laboratoire de M. Lippmann, trouvèrent comme constante 0,52 toutes corrections faites, ce chiffre étant le plus souvent trouvé et l'écart étant, comme nous l'avons vu plus haut, entre les deux chiffres extrêmes, de 0,017.

M. Parmentier a d'abord expérimenté sur le lait pur et intégral, puis sur le lait falsifié et altéré.

Il s'est donc proposé de montrer que le lait pur et intégral, c'est-à dire celui auquel on n'a ni enlevé le beurre, ni ajouté d'eau a un point de congélation $\Delta = 0,55$ ou voisin de 0,55 et que ce point de congélation ne dépend nullement des conditions suivantes : races et moment de la traite, période de lactation, âge du lait, âge de la vache, influence du rut, de la grossesse, de l'individualité, des différents pis, choix des aliments.

Voici d'ailleurs quels ont été ces résultats si probants (95) :

A. Races et moment de la traite.

				Δ
1.	Race normande		commencement de la traite . . .	0,55
2.	—	—	fin de la traite.	0,55
3.	—	—	autre vache commencement. . .	0,555
4.	Race normande		Fin	0,555
5.	—	—	Autre vache commencement. . .	0,56
6.	—	—	Fin	0,56
7.	—	—	Autre vache commencement. . .	0,55
8.	—	—	Fin	0,56
9.	—	—	Autre vache commencement. . .	0,56
10.	—	—	Fin	0,56
11.	—	—	Même vache, autre jour, mélange.	0,57

	Δ
12. Race hollandaise commencement	0,56
13. — — Fin.	0,56
14. Mélange de lait toutes races (examiné 24 heures après, origine Solesmes avril) .	0,55

B. Période de lactation.

	Δ	Origine
15. Colostrum, vêlage de la veille	0,56	Garches
16. Colostrum, autre vêlage de la veille . . .	0,56	—
Deux colostrum examinés par M. Winter .	0,55	—
17. Lait même vache, veau de 12 jours . . .	0,55	—
18. — autre vache — 2 mois . . .	0,54	—
19. — — — 4 mois . . .	0,55	—
20. — — — 6 mois . . .	0,55	—
21. — — — 8 mois . . .	0,55	—
22. — vache jeune de 9 jours	0,55	Perche
23. — — 8 mois	0,55	—
24. — vache vieille 6 mois	0,56	—
25. — autre vache 3 mois	0,55	Paris
26. — — 3 mois	0,56	—
27. — — 5 mois	0,55	—
28. — — 5 mois	0,55	—
29. — — 10 mois	0,555	—
30. — — 10 mois	0,56	—

C. Age de la vache.

La plupart des échantillons de lait déjà indiqués proviennent de vaches jeunes, en voici d'autres :

31. Vache de race hollandaise, 3 ans, veau 2 mois. 3 traites par jour. Lait de la traite de midi examiné 29 heures après, en bon état de conservation. Origine Hautmont (Nord).

	Δ
Commencement	0,54
Fin	0,555

32. Vache croisée hollandaise flammande

3 ans. Veau de 3 mois. Echantillon prélevé sur le premier et dernier litre des 4 pis. Origine Solesmes (Nord).

Commencement 0,55
Fin 0,56

33. Vache de race hollandaise jeune, 6 ans. Fin de lactation. Echantillon prélevé sur le premier et le dernier litre des 4 pis (Solesmes).

Commencement 0,56
Fin 0,55

34. Vache de race hollandaise de 10 ans. Veau de 10 mois. Fin de lactation. Origine Hautmont.

Commencement 0,575
Fin 0,57

Ce lait avait un goût salé.

35. Vache de 14 ans, veau de 2 mois. Origine Garches. Examen 2 heures après

36. Même vache 10 jours après 0,55

D. Influence du rut.

37. Lait mélange d'une traite 0,565
M. Parmentier n'a pas eu d'autre échantillon. « Celui-ci, dit-il, reste dans les limites normales. J'aurais certainement pu trouver tout aussi bien 0,55. »

E. Influence de la grossesse.

38. M. Parmentier n'a pu examiner qu'un seul échantillon du lait d'une vache pleine de 8 mois, 24 heures après la traite (16 avril). Le lait contenait quelques grumeaux et avait subi au commencement du fermentation $\Delta = 0,575$.

F. Influence de l'individualité.

	Δ
39. Vache normande fin de traite. . . .	0,57
40. Même vache 8 jours après. Commencement	0,56
41. Même vache 8 jours après. Fin . . .	0,56
42. Vache de 14 ans, 2 mois du vêlage mélange	0,54
43. Même vache. 10 jours plus tard mélange.	0,55

G. Lait de différents pis.

« Bien des échantillons de fin de traite, ont comme on l'a vu, pour densité 0,55 ou 0,56. La fin de traite de 4 pis a donné les résultats suivants :

44. Pis n° 1. . . . . Δ = 0,57
45. — n° 2. 0,57
46. — n° 3. 0,57
47. — n° 4. 0,57

Ces échantillons ont été recueillis en été, et examinés environ 3 heures après la traite.

H. Choix des aliments.

« 1° Un certain nombre des échantillons du lait proviennent des vaches en stabulation soumises au régime suivant (février, mars, avril 1902) :

a) Mélanges : 1/2 son de blé, 1/4 drèches de distillerie, 1/4 tourteaux : maïs, coton, cosses de fèves, sel naturel et betteraves.

b) Nourriture sèche : Regain de luzerne et paille d'avoine ;

c) Breuvage avec rebulet de son.

D'autres vaches ont eu une nourriture différente.

Le point Δ, comme on l'a vu a oscillé entre 0,54 (3 cas) et 0,57 (maximum), la moyenne étant 0,55.

2° Régime du vert (mai, juin).

Vaches au pâturage. Plus de 20 échantillons ont donné les mêmes résultats que précédemment. » (Parmentier).

Et M. Parmentier conclut de ces expériences :

« Quoi qu'on ait dit de tous ces faits, on peut conclure que *le lait intégral frais, quelle que soit son origine*, a un point de congélation *de 0,55 ou voisin de 0,55* ; 0,56 est le point le plus fréquemment trouvé après 0,55, et 0,54 et 0,57 représentent les limites extrême d'oscillation exceptionnellement rencontrées et déjà suspectes. »

Ajoutons que le lait de femme et le lait de différentes espèces animales (chèvre, jument, ânesse), présentent le même axe d'oscillation-limite (Winter).

Parmentier établit de plus, comme Winter, qu'il n'y a aucun parallélisme entre le point de congélation, la densité, la quantité du beurre et les autres éléments du lait, *considérés isolément*.

	Δ	R	D prise au flacon
	—	—	
Lait de Paris. Commencement de la traite	0,55	10,55	1,0311
— — —	0,55	12,50	1,0419
Lait du J. Acclimat. Commencement . .	0,55	14,77	1,0516
Lait de Paris. Fin de traite	0,55	18,90	1,0253
— —	0,56	15	1,0294
— Commencement	0,57	14,90	1,0300
Lait de Louveciennes mélange	0,55	Beurre	44,7 0/00
Vache donnant un lait très riche en beurre.	0,55	»	60 0/00

Les dernières expériences faites par Bomstein (105), à Moscou (avril 1904) concordent bien avec celles de Winter et Parmentier et viennent confirmer l'existence de la constance du point de congélation du lait.

« D'après le travail de Parmentier, dit-il, dans le *Roussk Vratch* du 17 avril 1904, j'ai examiné le lait de Moscou. On a pris de petites quantités de lait de différentes vaches appartenant à des laiteries grandes ou petites et à des fermes situées dans les différents quartiers de la ville. J'ai examiné le lait tout de suite après la traite, au fur et à mesure qu'il m'arrivait et j'ai trouvé que le Δ *variait entre 0,55 et 0,57*. Mais le plus souvent il oscillait entre *0,56 et 0,57*. Cette détermination se faisait au moyen du thermomètre de Berkmann. Le point de congélation de l'eau était vérifié au commencement et à la fin de chaque expérience,

Dans les grandes laiteries le lait, à part quelques exceptions, donnait toujours les mêmes chiffres 0,56 et 0,57. Dans les petites, au contraire, nous avons eu Δ = 0.53 et 0,52, et même 0,42 que nous avons observé bon nombre de fois. Dans certains cas, très rares d'ailleurs, nous avons eu même des chiffres inférieurs.

D'après la formule de Winter, il nous a été permis de constater jusqu'à 25 pour 100 d'eau.

Si on juge d'après mes expériences, conclut-il, il faut admettre que l'addition d'eau au lait est un fait très fréquent à Moscou surtout dans les petites laiteries et crêmeries. Δ *nous a toujours apparu comme une valeur excessivement constante*, plus constante dans tous les cas que les autres valeurs données par l'analyse chimique du lait. »

Le point de congélation du lait est donc bien un point fixe, mais il ne s'agit pas là, bien entendu, d'une constance absolue. L'oscillation du Δ se fait dans des *limites très étroites*, et cela suffit à caractériser la constance de ce point. D'ailleurs, si l'on prend la peine d'examiner les autres propriétés du lait, on voit que « *de toutes les qualités physiques et chimiques du lait, il n'en n'est pas de plus fixe.* »

La densité en effet oscille entre 1020 et 10419 (prise à 15 degrés). Le résidu varie entre 10 et 18,9 pour 100. Le beurre peut tomber à 2,32 pour 100 (Duclaux) et au-dessous, au début de la traite (Lajoux), et atteindre 5,5 et 6 pour 100. On sait encore que « le sucre de lait descend parfois à 4 pour 100 et au-dessous et s'élève à 5,8 pour 100, que la caséine, les sels, l'eau sont sujets aux mêmes écarts. »

L'explication de la fixité du Δ nous est d'ailleurs donnée par ce fait que, dans le cas du lait comme dans le cas de tous les autres liquides, cette fixité dépend des éléments constitutifs du milieu. « Peu importe que ces éléments varient individuelement, si la somme de leurs influences sur l'abaissement reste invariable » (Parmentier). Ceci du reste ressort d'une loi générale que Winter a bien mise en évidence dans ces lignes : « La compensation constitue en effet un mécanisme dont l'organisme dispose pour le maintien de son homogénéité et la coordination de ses multiples fonctions. »

Les expériences faites par Parmentier, montrent encore que ni la pasteurisation, ni la stérilisation en vase clos ne modifient le Δ. L'ébullition en vase ouvert produit un abaissement proportionnel à l'évaporation, c'est-à-dire à l'augmentation de la concentration moléculaire.

Pour le lait falsifié ou altéré, il est à remarquer que *le lait fermenté* a un point cryoscopique d'autant *plus élevé* que la fermentation lactique est plus avancée. Le point de congélation cesse d'être constant, normal, dans le cas de maladie de la vache, mais il n'est *pas modifié par l'écrémage, le beurre étant en suspension, et non en dissolution.*

L'écrémage ne peut donc être découvert par cette méthode cryoscopique, mais il n'en n'est pas de même du mouillage. La dilution des éléments constitutifs du lait ayant pour effet de relever le point cryoscopique, il devient possible de reconnaître le mouillage et d'en déterminer l'importance, comme Winter l'a montré, d'après une formule représentant que l'addition d'eau est proportionnelle à la différence de température observée, et qui est :

$$E = \frac{V a - \Delta}{a}$$

E étant le poids de l'eau contenue dans le volume V de lait examiné — a étant l'abaissement normal 0,55 et Δ l'abaissement observé (18).

« Cette formule, dit Parmentier est très suffisante. Les divergences avec la réalité s'accusent avec les grandes dilutions, mais elles sont relativement faibles et on ne peut pas en tenir compte dans la pratique.

Pour vérifier l'exactitude du procédé, on peut :

1° Soit calculer le mouillage pour un Δ déterminé, faire la dilution indiquée et voir si le point cryoscopique de ce mouillage correspond au Δ qui a servi de base au calcul.

2° Soit faire une dilution déterminée, en chercher

le Δ et, à l'aide de la formule précédente, faire le calcul du mouillage pour s'assurer que l'écart est insignifiant. »

Pour comparer plus aisément les résultat des divers auteurs, nous avons ramené à 100 le volume du mélange considéré. Voici alors les chiffres trouvés par WINTER, qui prend, comme Parmentier, comme Beckmann, le nombre 0,55 comme Δ normal du lait pur.

Mouillage effectué		Δ trouvé	Mouillage % calculé
1. Lait 30, Eau 3	V = 33 . . .	0,50	8,78
2. Lait 30, Eau 6	V = 36 . . .	0,45	18,08
3. Lait 30, Eau 10	V = 30 . . .	0,40	27,00
4. Lait 20, Eau 10	V = 30 . . .	0,35	36,00
5. Lait 37, Eau 10	V = 47 . . .	0,42	23,59

Ces chiffres concordent avec ceux de PARMENTIER qui trouve les nombres suivants.

Δ théorique prévu	Mouillage calculé et réellement effectué	Δ trouvé
Un Δ de 0,53 correspond à. .	3,63 o/o	0,53
Un Δ de 0,52 — . .	5,45 —	0,52
Un Δ de 0,50 — . .	9,90 —	0,50

Parmentier donne également le tableau ci-dessous :

Δ trouvé	Mouillage o/o	Δ trouvé	Mouillage o/o
0,53	3,63	0,44	20,00
0,52	5,45	0,43	21,81
0,51	7,27	0,42	23,63
0,50	9,29	0,41	25,45

Δ trouvé	Mouillage o/o	Δ trouvé	Mouillage o/o
—	—	—	—
0,49	10,90	0,40	27,27
0,48	12,72	0,39	29,09
0,47	14,54	0,38	30,90
0,46	16,36	0,37	32,72
0,45	18,18	0,36	34,54

Bomstein, dans ses expériences, donne les résultats suivants (expériences faites sur le lait de Moscou, avril 1904, en employant la formule de Winter et le procédé de Parmentier) :

Δ	Mouillage calculé %	Δ	Mouillage calculé %
—	—	—	—
0,53	5,35	0,45	19,64
0,52	7,14	0,44	21,42
0,51	8,92	0,43	23,21
0,50	10,71	0,42	25
0,49	12,5	0,41	26,78
0,48	14,28	0,40	28,57
0,47	16,07		
0,46	17,85		

D'un autre côté, en additionnant expérimentalement le lait d'eau, Bomstein a trouvé des chiffres concordant bien avec le tableau précédent, établi par le calcul, et des Δ parallèlement constants. Voici les chiffres trouvés :

	Lait pur	Eau	Volume	Δ correspondant du tableau	Δ trouvé
	—	—	—	—	—
1er Lait mouillé	89,29	10,71	100	0,50	0,50
2e —	87,5	12,5	—	0,49	0,49
3e —	75	25	—	0,42	0,42

Si nous comparons le tableau de Bomstein à celui de Parmentier, nous voyons que les chiffres du mouillage pour 100 correspondant à un même Δ sont un peu supérieurs dans le premier tableau. Cela tient uniquement à ce que le Δ normal constant du lait pur pris par Bomstein est de 0,56, tandis que Parmentier adopte un chiffre inférieur, 0,55. La différence existante est d'ailleurs très minime, soit de 1,50 environ, et n'a qu'une faible importance au point de vue pratique.

M. le Dr Lajoux (119), directeur du Laboratoire municipal de Reims, a repris, tout dernièrement (1904), les expériences de Winter et Parmentier sur la cryoscopie du lait. Hâtons-nous de dire que les résultats qu'il a obtenus confirment entièrement ceux des auteurs précédents.

Il a expérimenté sur des vaches de différentes races et soumises à une alimentation variée. Pour le point de congélation du lait pur et intégral, il a obtenu, sur 22 échantillons :

10	fois le nombre . . .	0,55
4	— — . . .	0,555
6	— — . . .	0,56
2	— — . . .	0,57

M. Lajoux constate donc que « le point de congélation *moyen* de ces 22 échantillons, correspondant à un nombre beaucoup plus élevé de vaches (100 vaches environ) est de 0,555, c'est-à-dire sensiblement le même que celui indiqué par Winter ». Il ajoute qu'il a trouvé, comme ce savant, que le nombre 0,55 est celui que l'on trouve le plus souvent.

Il conclut enfin, de même que les expérimentateurs

précédents, que le point de congélation est indépendant du genre d'alimentation des vaches, de la race, de la richesse plus ou moins grande du lait en beurre, de sa densité et de sa composition chimique. Le point de congélation d'un lait n'est en rapport qu'avec son caractère de pureté et d'intégrité.

Et M. Lajoux termine en disant : « C'est à tort que MM. Bordas et Génin ont prétendu que, pour cette recherche, le point de congélation n'a pas plus d'importance que l'extrait ou la densité. En voici un exemple : Le lait n° 5 de notre tableau [1] est un lait pur, d'une authenticité incontestable, il a été tiré devant moi. Il possède la composition d'un lait mouillé ; tous les chimistes l'auraient certainement considéré comme tel mais son Δ étant normal, sa détermination aurait empêché l'erreur. »

Enfin, les recherches de MM. Guiraud et Lasserre (117) confirment pleinement celles de Parmentier et ils en tirent les conclusions suivantes :

« I. — Le point de congélation des laits purs, pris aux fermes, est constant, ainsi que l'a trouvé Parmentier ; ce Δ est compris entre 0,55 et 0,56 ;

« II. — L'addition artificielle d'eau, faite à l'insu de l'expérimentateur, en proportions variables, a toujours donné des chiffres conformes aux calculs. »

Ces auteurs ajoutent même que, d'après leurs expériences, l'état de santé du galactifère a une influence sur le point cryoscopique du lait qu'il fournit. Ils ont noté

1	Δ	Densité à + 15°	Extrait à + 95°	Beurre	Caséine	Lactose anhydre	Cendres	Race	Moment de la traite	Nourriture
Lait n° 5	0,55	1,0303	109,60	25	27,92	48,78	7,90	Holland.	matin	Drêches tourteaux

en effet un abaissement du point cryoscopique pour tous les laits d'origine pathologique, et notamment les laits d'animaux tuberculeux. Mais les résultats de ces expériences sont contestés et ne concordent pas avec ceux publiés par M. Barthe (104).

Citons encore, a l'appui des expériences de Winter, Parmentier, Bomstein, etc., celles de MM. Nencki et Podezaski (94) qui trouvent aussi que le Δ du lait pur ne varie qu'entre les limites étroites de 0,55 à 0,57 et de 0,55 à 0,56 pour le lait mélangé.

Nous avons fait, avec l'aide de M. le professeur agrégé Morel, quelques expériences qui nous ont confirmé d'une part la constance du point de congélation du lait normal, et d'autre part, la facilité de reconnaître pratiquement le mouillage.

Sur trois laits examinés et pris sur des vaches de races différentes, à différents moments de la traite, nous avons trouvé six fois le nombre 0,575 et une fois le nombre 0,58 comme Δ du lait pur.

Ces chiffres sont, il est vrai, un peu supérieurs à ceux donnés par les auteurs précédents. Cela tient sans doute aux constantes thermométriques.

Le lait a été, en effet, trait sous nos yeux, recueilli avec toutes les précautions désirables, et examiné quelques heures après la traite.

A l'aide de ce lait, nous avons effectué des mouillages variés, qui ont été vérifiés par le calcul suivant la formule de Winter.

Voici les résultats que nous avons obtenus :

I

Nos d'ordre	Δ	Mouillage trouvé par le calcul	Mouillage réllement effectué
Lait A. .	0,32	44,82	44
Lait B. .	0,415	29,31	30
Lait C. .	0,425	27,58	27
Lait D. .	0,52	10,34	10
Lait normal.	0,58	—	—

II

Recherche du Δ de deux laits normaux :

Lait n° 1. — Race bordelaise. Milieu de la traite.

Lait n° 2. — Race bressane. Commencement de la traite.

LAIT N° 1		LAIT N° 2	
1re prise . . .	Δ — 0,575	1re prise . . .	Δ — 0,575
2e — . . .	0,575	2e — . . .	0,575
3e — . . .	0,575	3e — . . .	0,475

III

Mouillages effectués avec les laits n° 1 et n° 2 et vérifiés par le calcul.

Nos d'ordre	Mouillage effectué expérimentalement	Δ trouvé	Mouillage trouvé par le calcul
Lait n° 1. . .	10 0/0	0,50	13,04
— . . .	20 0/0	0,455	20,86
— . . .	30 0/0	0,38	33,91
Lait n° 2. . .	10 0/0	0,50	13,04
— . . .	20 0/0	0,450	21,61
— . . .	30 0/0	0,38	33,91

Le thermomètre qui nous a servi pour ces expériences comporte une précision de 0,02 degré près.

Ces chiffres bien que s'écartant un peu de ceux de

Parmentier et Bomstein sont cependant concordants, car il suffit de constater que nous avons pris, comme Δ du lait normal, les chiffres 0,58 dans le tableau I et 0,575 dans le tableau III, nombres supérieurs à ceux de Parmentier et Bomstein (0,55 et 0,56).

Cela a d'ailleurs peu d'importance au point de vue pratique. Il suffirait de s'entendre pour adopter un chiffre moyen pour le point de congélation du lait normal. On peut dire, d'ailleurs, sans s'éloigner de la vérité, que le lait pur et intégral a un point de congélation constant oscillant entre 0,54 et 0,58 qui sont ses limites extrêmes.

D'après ces résultats, on déduit facilement l'importance pratique de cette méthode et sa supériorité sur les autres procédés employés actuellement pour déceler, le mouillage.

Nous avons largement démontré, en effet, dans un chapitre précédent, l'extrême difficulté sinon l'impossibilité de découvrir cette fraude en en effectuant l'analyse la plus rigoureuse comme au laboratoire municipal. Les diverses variations de la composition chimique du lait (extrait, beurre, eau, sucre) dues à la race, la nourriture, la traite sont autant de causes d'erreur.

Mais, dira-t-on, le sucre du lait ne varie également que dans des limites assez restreintes et en faisant le dosage, on pourra se rendre facilement compte de la fraude. Ce dosage ne peut renseigner que très imparfaitement sur le mouillage du lait suspect, car « entre le maximum possible et le minimum admis, il peut y avoir un écart de 1,30 pour 100 équivalant à un mouillage de 22,41 pour 100. L'écart n'est plus, il est vrai, que de 0,50 pour 100 entre la composition moyenne admise pour les laits de dépôts et le minimum. Cet écart suffit toutefois à permettre l'addition de 10 pour 100 d'eau. Et, quel travail pour faire ces dosages et pour obtenir des résultats en définitive incertains ! » (Parmentier).

MM. Villiers et Bertault (41) se sont servis, en outre, du *pouvoir réfringent du petit-lait* qui paraît sensiblement constant pour déterminer le mouillage, à l'aide d'un appareil spécial, le réfractomètre. Ce procédé a l'inconvénient d'être basé sur l'examen d'un liquide artificiel et ne donne pas de résultats aussi précis que la cryoscopie.

Il existe enfin une autre méthode qui paraît bonne, mais présente encore des inconvénients. MM. Lesage et Dongier (84), en 1902, ont en effet mesuré *la résistance électrique du lait* frais et fermenté, à l'aide du procédé de Kohlrausch, en employant l'appareil d'Ostwald. Cette résistivité est, en effet, sensiblement constante dans le lait frais, mais malheureusement est rapidement modifiée par toute altération artificielle ou spontanée. Enfin, ce procédé bien que très sensible, ne semble pas pratique étant donné l'emploi d'un appareil fort coûteux et d'une manipulation délicate.

Qu'y-a-t-il au contraire de plus simple et de plus pratique que la méthode cryoscopique ? Point n'est besoin en effet d'avoir à sa disposition un appareil de laboratoire d'une délicate précision, coûteux et compliqué. Il suffit d'avoir un cryoscope ordinaire, le cryoscope usuel que l'on emploie journellement pour la cryoscopie des urines. Avec ce simple appareil on obtiendra une précision bien suffisante dans la pratique. L'important est de posséder un thermomètre dont on a vérifié le zéro et le chiffre correspondant au point de congélation normal ($\Delta = 0,60$) d'une solution à 1 pour 100 de chlorure de sodium pur dans l'eau distillée.

En prenant cette petite précaution, on sera sûr d'obtenir des nombres exacts et des résultats sur lesquels on puisse compter. C'est d'ailleurs la méthode que nous avons suivie dans nos expériences avec M. le professeur agrégé Morel.

La supériorité de la méthode cryoscopique au point de vue pratique, étant donné sa simplicité et sa rapidité, paraît donc bien établie. Mais on a encore fait des objections.

Les fraudeurs, a-t-on dit, parviendront encore à tourner la difficulté. L'*altération spontanée* du lait augmente la valeur de Δ comme nous l'avons vu plus haut. Si donc, le laitier peu scrupuleux met en vente un lait mouillé et fermenté, la compensation pourra s'établir. Mais, comme Winter le fait remarquer, si le fait est possible dans la limite de 1 à 2 centièmes de degré, au delà de ce chiffre, la falsification serait facilement décelable. D'ailleurs, un tel lait perd complètement sa valeur marchande, car il suffit de le faire bouillir pour le voir se coaguler immédiatement. Parmentier recommande pour cette raison « d'ajouter cette précaution accessoire à la détermination cryoscopique ». Mais ce n'est pas là, on le voit, l'objection importante. Celle dont nous allons nous occuper est plus sérieuse.

Il est, en effet, une falsification non encore employée qui pourrait tenter les fraudeurs, si on appliquait la méthode cryoscopique. Elle consisterait dans le mouillage avec une solution de matières sucrées ou salées, titrée de manière à conserver le point de congélation normal du lait. En admettant que cette falsification puisse se faire dans la pratique, il faut dire que cette solution devra être très exactement titrée, car le point cryoscopique varie très facilement. En supposant d'ailleurs qu'on puisse conserver le point cryoscopique, le goût du lait s'altère vite, et la fraude est aisément reconnaissable.

Il est difficile d'admettre d'ailleurs que cette falsification puisse s'opérer dans la pratique. M. Parmentier s'est attaché à réfuter la possibilité d'une telle entreprise de la part des laitiers. « Pensez-vous sérieusement, dit-il, dans sa communication devant la *Société médicale des hôpitaux* que les fermiers et nourrisseurs, les garçons livreurs puissent faire du mouillage isotonique? Non, n'est-ce pas. Alors restent les entrepositaires, mais même pour eux la chose n'est pas si aisée que vous supposez. Remarquez, je vous prie, que pour réaliser la fraude, je me suis servi de *solutions pures.* Je ne suppose pas qu'en industrie on essaie d'y recourir. On prendrait des substances du commerce et non des substances pures, première condition capable de faire varier chaque fois le point de congélation. De plus, les substances pouvant être ajoutées au lait doivent encore remplir les conditions suivantes : 1° ne pas changer le goût ; 2° ne pas provoquer d'altération chimique du lait ».

Une dernière objection à la cryoscopie du lait a été faite par M. Desmoulière (112) dans un récent article (1er déc. 1904). L'auteur dit que le jour où l'on appliquera la méthode cryoscopique à la recherche de la fraude, cette méthode se trouvera bien vite en défaut par les nouvelles falsifications que lui opposeront les fraudeurs. Il démontre, en effet, par des expériences, que l'addition d'une faible proportion d'une solution de bicarbonate de soude à 1/20, de formaline à 40/100, ou encore de glycérine à 1/20 relève le point de congélation d'un lait mouillé sans troubler son odeur et sa saveur normales.

On peut répondre à cette objection qui revient à la précédente en répétant qu'il est difficile d'admettre que es fraudeurs usent de solutions pures et titrées et opèrent un mélange dans des proportions aussi délicates.

D'ailleurs, l'analyse chimique, jointe à la cryoscopie, en cas de doute, révèlera facilement la présence de ces produits aisément décelables.

Comme conclusion de cette étude sur la cryoscopie du lait, nous croyons avoir démontré les avantages de cette méthode et sa supériorité pratique. Elle est d'une application extrêmement simple et rapide et ajoute aux résultats de l'analyse une certitude inconnue jusqu'à ce jour.

Δ est-il *plus petit* que 0,55, alors le lait *est mouillé* dans une proportion facile à calculer en se servant de la formule indiquée.

Δ est-il *plus élevé* que 0,58 (limite maximum à l'état physiologique), alors le *lait est altéré* (soit par suite de la fermentation ou d'addition de matières étrangères spécialement $Co^3 Na^2$).

Si l'abaissement plus considérable de la température de congélation est le fait de la fermentation, le lait contiendra quelques grumeaux et se *coagulera à l'ébullition.*

Si cet abaissement est la conséquence de l'addition de bicarbonate de soude, le lait *ne se coagulera pas* à l'ébullition ou se coagulera plus tardivement que le lait naturel ; son *goût* sera plus ou moins savonneux et la recherche alcalimétrique lèvera les doutes, s'il est besoin. La cryoscopie, a elle seule, permettant d'affirmer qu'il est falsifié, il n'est pas nécessaire de poursuivre l'examen (Parmentier).

Il ne faudrait pas croire, cependant, que la méthode cryoscopique suffit à elle seule pour l'analyse du lait. Cette méthode ne renseigne pas, en effet, sur la teneur en beurre, elle ne donne que la teneur en eau et permet de contrôler le mouillage seul.

Veut-on de plus se rendre compte de la fraude de l'écrémage, il faut ajouter à ce procédé cryoscopique celui du dosage du beurre.

La combinaison de ces deux modes d'examen nous permet ainsi de déceler les deux falsifications les plus fréquentes et les plus dangereuses du lait : l'écrémage et le mouillage.

Si donc, l'on veut adopter une méthode d'analyse pratique, le procédé de choix sera *le dosage du beurre joint à la cryoscopie.* De plus, en goûtant le lait, on se rendra immédiatement compte de l'addition de principes salés ou sucrés.

Et, en terminant ce chapitre, nous pourrons dire avec Parmentier : « Désormais, avec l'examen cryoscopique, on ne pourra pas dire « la fraude du lait est « irrépressible à Paris ». On la réprimera quand on voudra. »

CHAPITRE III

LA LÉGISLATION SUR LES FRAUDES DU LAIT EN FRANCE ET A L'ÉTRANGER

Puisque nous possédons le moyen de déceler la fraude, nous devons établir maintenant le moyen de l'empêcher et de l'enrayer. Pour cela il nous faut l'aide du législateur. C'est lui, en effet, qui nous donnera une arme pour sévir contre ces industriels sans conscience que l'on peut accuser d'être la cause de la mort de tant de jeunes enfants.

Voyons donc, en quelques lignes ce que l'on a fait dans ce but, et nous verrons plus tard ce qu'il reste à faire.

Malgré l'importance de cette substance dont on fait une consommation si considérable, dont le rôle est si grand dans l'alimentation des jeunes enfants, des adultes pendant leurs maladies et des vieillards, malgré les falsifications éhontées et pleines de dangers pour la santé publique; malgré tout cela, il n'y a pas en France de loi spéciale et applicable sur tout le territoire français pour la règlementation et la surveillance de la vente du lait.

Il n'existe, en effet, d'autres mesures de précaution que celles promulguées pour toutes les denrées en général. La loi qui punit actuellement la falsification est la *loi du 27 mars 1851*, loi toute générale qui ne spécifie aucune mesure contre la fraude du lait. Cette loi condamne, en s'appuyant sur l'article 423 du Code pénal à des peines de police (amende de 16 à 25 francs et emprisonnement de six à dix jours, art. 3 de cette loi), les falsificateurs, fraudeurs ou détenteurs de substances alimentaires falsifiées.

Si l'on veut punir la fraude du mouillage, il faut donc la faire rentrer dans cette catégorie générale, en admettant qu'une simple addition d'eau au lait constitue la falsification par voie d'addition de matières étrangères. C'est en effet, l'interprétation qu'ont donnée les arrêts suivants : Cassation, 9 octobre 1852 *(D. P. 52. 5, 201)*, 5 janvier 1855 *(D.P. 55. l. 85)*, deux arrêts du 2 mars 1855 *(D. P. 55, l. 91)*.

Quant au fait du voiturier qui verse de l'eau dans les boîtes à lait, il constitue non le délit de falsification, mais le délit prévu par l'article 387 du Code pénal (emprisonnement de deux à cinq ans et amende de 25 à 500 francs). Le Tribunal correctionnel est maître dans ce cas de donner au fait qui lui est soumis la qualification légale qu'il comporte (Paris, 18 mars 1890) (10).

Cette loi a été reconnue insuffisante non seulement pour les fraudes du lait, mais les falsifications en général et M. Méline, alors Ministre de l'Agriculture a déposé le 6 avril 1898, devant le Sénat un *Projet de loi sur les fraudes dans les ventes de denrées alimentaires.* (36).

Ce projet de loi a été adopté par le Sénat le 2 février

1899 et, à l'heure actuelle il est discuté par la Chambre (43).

Cette nouvelle loi qui abroge l'article 423 du Code pénal et les lois de 1851 sur la vente des boissons et 1855 ne s'occupe pas desfraudes du lait en particulier.

En effet, elledit seulement :

Art. 3. — Seront punis des peines portées par l'article premier de la loi (emprisonnement de trois mois à un an ou amende de 100 à 500 francs) :

1° Ceux qui falsifieront les denrées servant à l'alimentation de l'homme et des animaux.

2° Ceux qui exposeront, mettront en vente ou vendront des denrées servant à l'alimentation de l'homme et des animaux.

Ainsi cette loi ne dit pas un mot du lait, ne détermine pas quand il y a fraude, ne déclare pas si le mouillage et l'écrémage doivent être considérés comme tels. Elle est donc aussi générale et pas plus explicite sur la question du lait que la loi précédente. Nous verrons plus loin comment elle doit être complétée.

Les municipalités se sont aperçues de bonne heure de la difficulté d'appliquer ces lois générales à la fraude du lait, celle-ci n'étant pas définie et délimitée. D'un autre côté les laitiers sûrs de l'impunité se livraient dans les villes à une fraude éhontée et l'on finit par s'apercevoir du danger que faisaient courir à la santé publique l'écrémage et le mouillage.

Les maires s'appuyant alors sur ce fait que ce sont les autorités municipales qui sont chargées de pourvoir à la répression de la vente des substances alimentaires, ont cherché à entraver la fraude par des arrêtés.

Avant de passer aux arrêtés récents du maire de Lille, nous pouvons citer en passant ce passage tiré de l'ouvrage sur l'hygiène de la ville de Lyon, de Monfalcon et de Polinière (1), membres du Comité de Salubrité du département du Rhône en 1845, qui prouve que la question de la règlementation de la vente du lait n'est pas nouvelle.

« Les laitières de Lyon, disent ces auteurs, viennent d'être troublées par une ordonnance de police, dans leur ancienne habitude d'allonger le lait d'une quantité notable d'eau. Un agent municipal soumet leur marchandise à l'appréciation du galactomètre, et fait répandre sur la voie publique le lait reconnu de mauvaise qualité. » Les auteurs ajoutent plus loin que cette mesure est au fond illusoire, le galactomètre ne donnant pas de résultat exact et les fraudeurs rétablissent facilement la densité normale par addition de substances étrangères. « C'est donc le bon lait chaud, disent-ils, que les agents de l'autorité municipale font répandre quelquefois sur la voie publique. » Et ils concluent d'un air un peu désabusé « qu'une bonne ordonnance de police, même pour les objets les plus simples est chose très difficile à faire ».

Un arrêté plus récent et aussi plus efficace, fut celui du maire de Bordeaux, le 3 novembre 1896, arrêté qui fut complété par celui du 19 décembre de la même année.

Voici d'ailleurs le texte de l'arrêté qui réunit les dispositions prévues par les deux arrêtés précédents.

Le Maire de la ville de Bordeaux,

Vu les ordonnances générales de police de 1701 et de 1742 ;

Vu les lois du 27 mars et du 1er avril 1851 ;

Vu la loi municipale du 5 avril 1884 (art. 97. § 5);

Vu l'article 423 du Code pénal;

Sur la proposition de M. l'Adjoint au maire, délégué pour l'Assistance et l'Hygiène publiques;

Après en avoir délibéré au Conseil d'Administration;

Arrête :

Article premier. — Les marchands, livreurs et débitants qui font le commerce du lait seront tenus à dater du 1er janvier 1897, de placer sur chaque récipient, de quelque nature qu'il soit, destiné à recevoir le lait écrémé mis en vente, une étiquette fixe, apparente et lisible portant en lettres blanches, sur fond bleu ou noir les indications ci-après, suivant le cas : *lait écrémé, lait demi-écrémé.*

La dimension des lettres devra être au moins du dixième de la hauteur totale du récipient. Ces lettres pourront être peintes sur la surface dudit récipient en tenant compte des dispositions précitées.

Sera considéré comme *lait écrémé*, tout lait marquant moins de 5 degrés au crémomètre.

Sera considéré comme *lait demi-écrémé*, tout lait marquant plus de 5 degrés, mais moins de 10 au crémomètre.

Tout récipient non muni de l'une de ces indications et contenant du lait sera considéré comme renfermant du *lait pur non-écrémé.*

Art. 2. — Le service de l'inspection des denrées alimentaires est chargé du contrôle des prescriptions ci-dessus et fera, à cet effet, tous prélèvements nécessaires en vue d'analyses.

Art. 3. — Les contraventions aux présentes dispositions seront constatées par des procès-verbaux ou rapports, et déférés aux tribunaux compétents.

Art. 4. — Nos divisions de l'Assistance et de l'Hygiène publiques, de la Police municipale et des Finances sont chargées, chacune en ce qui la concerne de l'exécution du présent arrêté :

Fait et arrêté à Bordeaux, en l'Hôtel de Ville, le 3 nomembre 1896.

Comme on le voit par la lecture de cet arrêté, l'autorité municipale exigeait la présence d'une étiquette fixe et apparente sur les récipients destinés à recevoir *le lait écrémé* ou *demi-écrémé.*

Les laitiers poursuivis entreprirent alors contre ces arrêtés une lutte judiciaire qui ne se termina qu'à la barre de la cour de cassation. Celle-ci d'ailleurs se prononça pour la légalité de ces arrêtés.

Le 7 décembre 1896, le Conseil municipal de Paris, sur la demande de M. Paul Strauss a constitué une Commission d'étude de l'alimentation par le lait, Commission qui n'était pas composée de moins de cinquante membres choisis parmi les hygiénistes, les médecins des enfants, les administrateurs, les chimistes, les bactériologistes, les vétérinaires, les nourrisseurs, etc. Le rapport général fut rédigé le 5 juillet 1897 par M. Budin (27) et les propositions en furent soumises au Conseil municipal. Ce dernier s'occupa alors de prendre des mesures pour assurer à la population parisienne la consommation d'un lait « réellement sain et nutritif ». C'est ainsi qu'il prit l'année d'après (1898), au sujet de la vente du lait, les dispositions suivantes (34) :

3° Il ne sera vendu à Paris que du lait *non mouillé* et provenant de vaches saines.

Le lait que les débitants désigneront comme lait de première qualité devra contenir *plus de 40 à 50 grammes de beurre*, pour 1000 ; celui de deuxième qualité 35 à 40 grammes ; celui de troisième qualité de 30 à 35 grammes.

Tout liquide contenant *moins de 30 grammes* de beurre ne peut être vendu à Paris comme lait de vache ; il devra être rejeté à ce titre de la consommation. Il sera formellement interdit de mettre en vente du lait conservé par l'addition de substances chimiques.

Un peu plus tard, le Conseil d'hygiène établit les chiffres suivants pour la composition moyenne du lait de vache pour 100 parties en poids.

Densité à 15 degrés	1033
Crémomètre	10
Eau	87,00
Matières fixes	13,00
Cendres	0,60
Beurre	4,00
Sucre de lait	5,00
Caséine	3,40

Il admit de plus pour caractériser la fraude une teneur moyenne minima de :

Eau	88,50
Extrait	11,50
Beurre	2,70 à 3
Sucre de lait	4,50

La ville de Lyon avait déjà pris un arrêté contre la fraude du lait avant la ville de Bordeaux, mais l'arrêté avait été cassé comme illégal. Peu de temps après, l'arrêté du maire de Bordeaux fut reconnu conforme à la légalité.

Le maire de Lyon n'hésita pas alors à prendre, le 7 juin 1898 l'arrêté suivant.

Le Maire de Lyon, grand officier de la Légion d'honneur, officier de l'Instruction publique,

Vu le rapide et continuel accroissement des expéditions, à Lyon, d'un lait dont la presque totalité de la crème a été extraite aux moyens de procédés mécaniques :

Considérant que le lait ainsi modifié dans sa composition perd la plus grande partie de ses propriétés nutritives et bienfaisantes de nature à notablement déprécier sa valeur vénale ;

Considérant que le lait complètement écrémé fait aujourd'hui l'objet d'un commerce important ;

Que bien qu'incomplet, ce lait est communément vendu tout seul, soit additionné d'un peu de lait pur, au même prix et sous la même dénomination que ce dernier ;

Considérant que la vente du lait écrémé au prix du lait pur constitue une fraude, une tromperie commerciale, que l'autorité municipale a le droit et le devoir de réprimer, en vertu des pouvoirs qui lui sont conférés par l'article 97 de la loi du 5 avril 1884 ;

Arrête :

Article premier. — Dans le délai d'un mois, à partir de la publication du présent arrêté, le lait écrémé ou demi-écrémé ne pourra être vendu que dans des récipients munis d'une étiquette solidement fixée, couvrant tant en hauteur qu'en largeur la moitié du récipient et portant en caractères gras, très apparents, d'une dimension minimum égale au tiers de la hauteur de l'étiquette, les mots *lait écrémé* ou *lait demi-écrémé*, suivant le cas.

L'absence de ces indications sur un récipient indiquera que le lait mis en vente est du *lait pur non écrémé.*

Chaque récipient portera, en outre, en caractères indélébiles l'indication du nom et du domicile du marchand, et ce dernier sera tenu d'informer les acheteurs de la nature du lait qu'il leur vend.

Art. 2. — Les infractions aux dispositions qui précèdent seront constatées et poursuivies conformément aux lois.

Art. 3. — M. le Directeur du Laboratoire municipal, les agents du service des subsistances, MM. les Commissaires de police et M. le Commandant du corps des gardiens de la paix sont chargés, chacun en ce qui le concerne, d'assurer l'exécution du présent arrêté qui sera publié et affiché.

Lyon, le 7 juin 1898.

Le Maire de Lyon,
Dr GAILLETON.

Mais ces arrêtés étaient encore timides et ne visaient que l'écrémage qu'ils toléraient même dans une certaine mesure.

Le 25 avril 1893, M. Delory, maire de Lille, prenait un premier arrêté relatif à la « vérification du lait ». Les principaux articles étaient ainsi conçus :

Article premier. — Il est défendu d'introduire et de vendre à Lille du lait additionné de matières étrangères à sa composition.

Art. 2. — Ne pourront être vendus librement comme *lait* et sans indication spéciale que les laits contenant à la fois plus de 2 pour 100 de beurre dosé à l'acido-butyromètre centrifuge et plus de 10 pour 100 d'extrait sec, calculé d'après sa richesse en beurre et la densité du lait à 15 degrés.

Art. 3. — Cependant, les laits contenant moins de 2 pour 100 de matières grasses dosées par le susdit procédé pourront être mis en vente à la condition expresse : 1° Que la teneur en matières grasses sera supérieure à 1 pour 100 ; 2° que la densité sera supérieure à 1030, à 15 degrés; 3° enfin, qu'ils seront renfermés dans des récipients qui porteront en caractères très apparents la mention *Lait écrémé.*

Art. 4. — . . . .
etc.

Ainsi donc, le maire de Lille prohibait de façon absolue : 1° la mise en vente et jusqu'à l'introduction, sur le territoire de la commune, du lait additionné de matières étrangères à sa composition ; 2° la mise en vente, même à titre de lait écrémé, des laits contenant moins de 1 pour 100 de matières grasses et d'une densité supérieure à 1030 à 15 degrés. « Or, disent MM. Bonn et Dubron dans leur rapport présenté au Congrès d'hygiène d'Arras 1904 (107), si respectable que pût être le but de ces dispositions, et quelle que fût leur utilité pratique, elles dépassaient évidemment le pouvoir de réglementation qui appartient en la matière au magistrat municipal. Ainsi qu'il résulte de l'arrêt rendu par la Chambre criminelle, le 24 juin 1897 contre les laitiers de Bordeaux, le maire tire ici son autorité de la loi du 5 avril 1884, article 97, § 5, qui lui confie expressément l'inspection sur la fidélité du débit des denrées qui se vendent au poids et à la mesure et sur la salubrité des comestibles mis en vente. Ses attributions doivent donc faire l'objet d'une distinction très précise. S'agit-il d'inspecter la fidélité du débit ? Le maire est alors compétent pour toutes les sortes de denrées ; en particulier, le lait écrémé, ne représentant sous le même volume qu'une dose amoindrie des éléments entrant dans la composition du lait complet, le maire est bien fondé à en réglementer le commerce afin d'éviter que les acheteurs ne soient victimes de supercheries aussi faciles qu'usuelles. S'agit-il, au contraire, d'interdire toute introduction et mise en vente d'une denrée déterminée ? Emanant du maire, cette prohibition ne peut être basée que sur une raison d'insalubrité, et comme le lait écrémé tout en étant d'une valeur nutritive et commerciale inférieure au lait complet, n'est cependant pas insalubre, il ne saurait entraver la vente sans porter illégalement atteinte au principe général de la liberté du commerce en même temps que, peut-être, à des intérêts particuliers. »

Cette raison d'insalubrité invoquée à l'appui des arrêtés de Bordeaux et retenue par la cour suprême marquait trop clairement les excès de pouvoir qui entachaient l'arrêté lillois pour que celui-ci ne fût point éphémère. En effet le 5 décembre 1900, le maire de Lille lui substituait un texte nouveau que des « considérants » semblaient vouloir défendre avant même qu'on ait eu la possibilité de l'attaquer. Il était conçu en ces termes :

Nous, Maire de Lille,

Vu la loi du 5 avril 1884, art. 97, § 5,

Considérant que le lait est un aliment de première nécessité, qui entre pour une large part dans l'alimentation des habitants et qui est absolument indispensable aux enfants et aux malades, qu'il importe dans l'intérêt de la santé publique de veiller à ce qu'il ne soit affaibli, ni altéré par des mélanges frauduleux.

Considérant que la mortalité qui sévit à Lille sur les enfants du premier âge doit être attribuée en grande partie à la mauvaise qualité du lait qu'ils reçoivent pour nourriture ;

Considérant que tout lait qui ne contient pas au moins

2,5 pour 100 de beurre ne peut plus être considéré comme du *lait physiologique* (lait aliment) et qu'il ne doit plus être vendu sous ce nom ; que c'est un liquide quelconque dont la vente ne peut être interdite comme insalubre, pas plus que celle du lait battu, mais dont l'emploi cependant est absolument nuisible aux petits enfants ;

Qu'il y a lieu d'établir une distinction entre le *lait aliment* et les différents liquides vendus sous ce nom ;

Que, d'autre part, il importe de veiller à la sincérité du débit et de permettre aux consommateurs de se rendre compte de la qualité des aliments qu'ils consomment ;

Arrêtons :

Article premier. — Ne pourront être vendus librement comme *lait* et sans indication spéciale que les laits contenant plus de 2,5 pour 100 de beurre dosé à l'acido-butyromètre centrifuge et plus de 10 pour 100 d'extrait sec calculé d'après la richesse en beurre et la densité du lait à 15 degrés.

Art. 2. — Cependant, les laits contenant moins du 2,5 pour 100 de matières grasses dosées par le susdit procédé pourront être mis en vente à la condition expresse : 1° S'ils contiennent plus de 1,5 pour 100 de matières grasses, que la densité à 15 degrés soit supérieure à 1030 et qu'ils soient renfermés dans des récipients portant sur des étiquettes fixes et en caractères d'au moins 20 millimètres de hauteur la mention *lait écrémé*.

2° S'ils contiennent moins de 1,5 pour 100 de matières grasses, que la densité à 15 degrés soit supérieure à 1032 et qu'ils soient renfermés dans des récipients portant sur des étiquettes fixes et en caractères d'au moins 20 millimètres de hauteur, la mention *lait pauvre*.

Art. 3, etc., etc.

Pendant deux ans le commerce du lait à Lille fut régi par cet arrêté. Il se trouvait en effet à peu près conforme aux arrêtés bordelais, à part la division des laits inférieurs en deux catégories (lait écrémé et lait pauvre) et bénéficiait de la sanction que leur avait donnée si opportunément la cour de cassation.

Mais si cet arrêté était légal, il ne produisit pas, au point de vue de l'hygiène, les effets que le public était en droit d'attendre de lui.

La mortalité infantile restait fort élevée. La proportion se trouvait en effet pour les décès par athrepsie, en 1901, un an après ce dernier arrêté, de 56,3 pour 100, chiffre identique à celui des années 1897 et 1898.

D'autre part, la qualité du lait mis en vente pendant les années 1900 et 1901 n'avait pas été améliorée. En 1900, sur 694 échantillons analysés au laboratoire de Lille, 46 seulement contenaient plus de 3 gr. 5 de beurre. En 1901, sur 481 échantillons, 84 contenaient plus de 3 gr. 5 de beurre. En 1902 enfin, sur 698 laits expertisés au laboratoire municipal, 590 seulement avaient été reconnus purs, c'est-à-dire atteignant la faible moyenne déterminée par l'arrêté municipal.

On voit donc que ces mesures étaient insuffisantes et que les fraudeurs dont l'esprit inventif n'est jamais à court quand il s'agit de faire triompher leurs coupables manœuvres, malgré toutes les difficultés, avaient su tourner la loi.

Un membre du Conseil d'hygiène de Lille a en effet déclaré à MM. Girard et Bordas que « le cultivateur écrème le lait au degré déterminé par l'arrêté et livre ainsi du lait à la limite ». Il ajoute que « l'arrêté, tel que la loi permettait de le prendre, c'est-à-dire l'impossibilité d'interdire la vente du lait écrémé, ne pouvait être efficace qu'à la condition que le public fasse cause commune avec l'autorité municipale, surveille la marque des récipients et exige du lait non écrémé »

Le grave défaut de ces deux arrêtés du maire de Lille était l'autorisation de la vente sous le nom de lait, des sous-produits de l'industrie laitière. Ce sont ces laits plus ou moins altérés ou privés de leur élément essentiel, la graisse, et désignés sous le nom de lait écrémé, demi-écrémé, lait centrifugé, lait pauvre, etc. Autoriser la vente de ces produits était ouvrir la porte à la falsification et, en quelque sorte, « légaliser la fraude ». M. le Dr Bordas, Inspecteur général adjoint des services d'hygiène, dans un rapport adressé au Comité consultatif d'hygiène de France, s'est justement élevé contre cette catégorisation des laits et a démontré le danger de semblables arrêtés « donnant une apparence de régularité à des pratiques qui, dans l'immense majorité des cas, ne constituent qu'une falsification de denrée alimentaire ». « Chaque fois, dit-il, que l'on voudra enrayer la falsification, en obligeant le falsificateur à l'avouer, sous prétexte qu'il n'y aura plus tromperie, on courra le risque de mieux tromper le public et de fournir de nouvelles armes à la fraude. » « Comment est-il possible, en effet, ajoute avec raison le Dr Bordas, que la femme de l'ouvrier qui achète du lait pour son enfant, sache que les quatre sous de lait qu'on lui sert proviennent d'une terrine, sur laquelle il y aura plus ou moins en évidence une étiquette portant la mention « lait écrémé » ?

A la suite de ce rapport de MM. Bordas et Ogier, le Comité consultatif d'hygiène de France a admis que *le lait écrémé était un lait dénaturé* et que, dans les conditions ordinaires de l'alimentation, l'hygiène ne saurait en admettre l'emploi.

C'est alors que, devant l'inefficacité des deux premiers arrêtés du maire de Lille et en présence de l'inutilité de cette catégorisation des laits inférieurs qui, au contraire, semblait favoriser la fraude, le Conseil d'hygiène du département du Nord se réunit et émit l'avis que le commerce de tous les laits incomplets « écrémés, pauvres, inférieurs ou autres » devait être impitoyablement prescrit.

Le maire de Lille prit ainsi l'arrêté suivant, le 30 avril 1903.

Nous Maire de la ville de Lille,

Vu les articles 91 et suivant de la loi du 5 avril 1884,

Ensemble les disposition des lois et ordonnances concernant les attributions des maires,

La délibération du Conseil central d'hygiène, en date du 30 mars 1903,

« Arrêtons,

Article premier. — Les arrêtés municipaux des 25 avril 1899 et 5 décembre 1900 sont rapportés.

Art. 2. — Nul ne pourra vendre ou colporter du lait sur le territoire de la commune de Lille sans en avoir fait au préalable la déclaration à la Mairie. Le déclarant devra, dans sa déclaration garantir personnellement que la composition du lait qu'il met en vente ou colporte n'a été modifiée ni par adjonction, ni par retrait et que ce lait est naturel et pur, tel qu'il provient directement de la traite normale. Le déclarant signera cette garantie, soit parce qu'il est lui-même producteur direct, soit parce qu'il a vérifié la composition du lait en prenant, chez le producteur ou chez tout autre, livraison de la marchandise.

Cette déclaration contiendra en outre, les noms, prénoms et domicile du déclarant.

Art. 3. — Il sera délivré par la Mairie un récépissé constatant l'engagement pris par le vendeur de vendre ou mettre en vente dans les conditions ci-dessus indiquées, un lait dont il garantit la pureté et la pleine composition.

Art. 4 — Le lait, dit lait battu, n'est pas considéré comme du lait et n'est pas, dès lors, soumis à cette réglementation.

Art. 5. — L'intéressé sera tenu de présenter son récépissé à toute réquisition.

Art. 6. — Une déclaration incomplète, inexacte ou mensongère sera considérée comme un défaut de déclaration et punie des peines prévues par les lois.

Art. 7. — Etc., etc. »

Cet arrêté ne resta pas en vigueur pendant longtemps. En effet, le 25 juillet de la même année 1903, il fut déclaré illégal comme portant atteinte à la liberté du commerce, par le tribunal de simple police, à la suite de la plainte de laitiers poursuivis pour défaut de déclaration.

L'arrêté fut alors modifié et l'article 2 fut rédigé dans la forme suivante (5 août 1903) :

« Toute personne mettant en vente ou vendant du lait *dans les rues, sur les places et marchés de la ville*, devra faire à la mairie une déclaration attestant, etc. »

De cette façon, le transport du lait dans les rues pour en effectuer la vente, était considéré comme un acte intégrant de la mise en vente et, assurément, son auteur ne pouvait échapper à l'obligation de la déclaration.

Mais il n'en fut pas ainsi, de nouveaux déboires attendaient le malheureux arrêté, et le tribunal donna raison à un laitier poursuivi pour défaut de déclaration et transportant du lait pour le vendre *à domicile.*

Cette décision fut d'ailleurs confirmée par la Chambre criminelle, le 13 janvier 1904. Le maire de Lille n'avait plus alors qu'à s'incliner.

Cependant que les maires de Bordeaux, Lyon et Lille s'efforçaient de réglementer la vente du lait, l'opinion publique s'était émue. Une croisade de publicistes et de conférenciers s'était en effet organisée pour ouvrir les yeux du public sur les méfaits du lait falsifié et divulguer les constatations terrifiantes de la statistique lilloise. De grands journaux tels que *l'Echo de Paris*, *le Matin*, ont mené une active campagne contre la fraude du lait.

Le Matin a même fondé une *Ligue de la défense de la Vie humaine*, dont le but est de poursuivre devant les tribunaux les falsificateurs des denrées alimentaires et principalement du lait.

Nous pouvons signaler encore la fondation d'une autre Société philanthropique, *La ligue contre la mortalité infantile*, qui s'occupe de tous les moyens d'entraver la proportion croissante des décès d'enfants du premier âge.

Toutes ces Sociétés ont un but évidemment très louable et on ne peut que les encourager dans leur vaillante initiative. Mais il est à craindre qu'elles ne puissent atteindre le but qu'elles se proposent, tant qu'une loi spéciale ne sera pas édictée pour punir la fraude du lait.

Il en est de même de ces arrêtés des maires des différentes villes telles que Bordeaux, Lille, Lyon. Nous avons vu, en effet, par l'historique des arrêtés du maire de Lille, l'impuissance finale de ces moyens de combattre la falsification.

Une loi spéciale s'impose donc et, en créant cette loi, la France ne fera que suivre l'exemple de la plupart des pays étrangers.

L'Italie a émis une loi excellente qui pourrait nous servir de modèle, bien qu'elle soit incomplète. Cette loi, qui date du 2 août 1890 (*Codice Sanatorio Napoli*. 1894, p. 356) est très intéressante, mais nous ne pouvons ici, malheureusement, pas l'analyser en détail[1]. Nous dirons seulement qu'elle établit une surveillance à la fois sur les producteurs et sur les revendeurs. Son article 95 statue « qu'il est permis de vendre seulement le lait entier, le lait écrémé partiellement et le lait passé à la centrifuge. Une inscription placée sur le corps du récipient indiquera la qualité de lait contenu ». Cette loi est complétée par le *règlement du 3 février 1901*, qui interdit la vente des laits mouillés, altérés ou falsifiés.

En Allemagne, l'*Ordonnance de Breslau* (26 décembre 1901) a servi de base aux différents arrêtés qui, bien que variant d'une commune à l'autre, s'inspirent tous de cette ordonnance-type qui n'a d'ailleurs prévalu qu'après une lutte analogue à celle qui a existé en France entre les laitiers et les autorités municipales, ce que les Allemands ont appelé la « *Kriegmilch* ». Ces ordonnances distinguent plusieurs sortes de lait : le

[1] Voir Dufour. Projet de réglementation et de surveillance de la vente du lait en France. *Rev. philanthr.*, X, 1902.

Vollmilch ou lait complet, le *Magermilch* ou lait pauvre (lait écrémé), le *Kindermilch* ou lait d'enfants, le *Dickmilch* ou lait aigre, le *Buttermilch* ou lait de beurre, le lait bouilli, pasteurisé, stérilisé, etc.

Comme modèle de ces ordonnances, nous pouvons citer les deux récents *arrêtés de police de Dusseldorf et d'Essen* (1902) (115).

Mais, en Allemagne comme en France, une loi générale applicable à tout le territoire, n'existant pas, les ordonnances régionales n'ont pas suffi à enrayer la fraude et à mettre un obstacle à la mortalité infantile qui en découle.

D'après les statistiques berlinoises, déclare en effet M. Mayet[1], sur deux enfants de moins d'un an nourris au lait de vache, un meurt dans l'année.

Au *Congrès de Dresde* (1903), M. Dunbar s'est élevé contre cette distinction trop nettement établie entre le lait supérieur (Kindermilch) et le lait ordinaire (Vollmilch). Il se rend bien compte qu'entre deux laits, l'un excellent, l'autre passable, l'un cher, l'autre bon marché, la femme pauvre n'hésitera pas. Il faut donc un seul lait ou plutôt que le lait dit ordinaire, le lait du marché, le *lait complet* du commerce réponde aux exigences que les hygiénistes ont énoncées. M. Dunbar demande enfin une loi générale réglementant les conditions de la production, du transport et du commerce du lait.

La Belgique possède un règlement spécial *(arrêté royal du 25 novembre* 1894 complété par les *deux arré-*

[1] Mayet. *25 Jahre Todes ursachenstatistik*, in Publication statistique de l'Empire, 1903, III.

tés du 31 octobre 1898 et 9 janvier 1899) qui interdit la vente du lait mouillé, altéré ou falsifié. Le lait écrémé ne peut être vendu que dans des récipients portant une étiquette spéciale et dénonciatrice.

A Stockolm, à Copenhague, comme en Suisse, ce sont des Sociétés privées *(Compagnies laitières)*, d'une organisatiou parfaite qui récoltent le lait dans des conditions spéciales d'hygiène et vendent un *lait contrôlé*. Le métier de fraudeur devient par là peu fructueux, le public accordant avec juste raison sa confiance à ces Compagnies laitières fournissant un lait supérieur (29).

En Angleterre existe la loi du 9 août 1899 complétée par le règlement du 5 août 1901.

A New-York, en 1900, une loi spéciale a été votée, analogue aux lois existantes dans les autres pays. De plus, la Commission d'examen du lait délivre une plaque spéciale portant les mots *lait certifié* au laitier qui le désire et dont le lait remplit les conditions suivantes : moins de 0,2 pour 100 d'acidité, moins de 30.000 bactéries par centimètre cube ; teneur minimum en graisse 3,5 pour 100. Un projet analogue a été élaboré au Canada par la ville de Montréal.

Il faut citer encore l'excellente *loi du 2 mars* 1895 complétée par le *règlement du 31 juillet* 1897 qui a été votée par le District de Colombie et qui constitue un parfait modèle en la matière au point de vue de l'hygiène [1].

[1] Le lecteur pourra trouver le texte détaillé de ces diverses lois dans un article de la *Rev. de la Soc. scient. d'Hyg. alimentaire*, Juin, 1904.

La plupart des grandes nations étrangères possèdent donc une réglementation spéciale à l'égard de la vente du lait. La France seule est en retard sur ce point, malgré les efforts courageux des autorités municipales de certaines villes et l'initiative privée.

Il est donc nécessaire que cette lacune soit comblée. Pourquoi d'ailleurs n'avons-nous pas une loi spéciale sur la falsification du lait, dont l'importance est assurément aussi grande sinon plus, que le vin, le beurre, les engrais, les sérums, quand il en existe pour la répression de la fraude de ces produits commerciaux.

On nous objectera que, jusqu'ici, le mouillage n'a pu être pratiquement décelé, si l'écrémage est facilement prouvé. Mais maintenant que la cryoscopie nous procure un contrôle facile, précis et pratique du mouillage, il n'y a plus d'hésitation à avoir, la réglementation légale de la vente du lait s'impose.

CHAPITRE IV

LÉGISLATION PROPOSÉE

Malgré l'insuccès de ses précédents arrêtés. M. Delory, député et maire de Lille, ne s'était pas découragé et ne voulait pas admettre le triomphe de cette fraude, qui constitue un danger pour la santé et la vie humaine. Le 11 mars 1904, il déposait sur le bureau de la Chambre une proposition de loi ainsi conçue :

« *Article premier.* — Il est interdit de désigner, d'exposer, de mettre en vente ou de vendre, d'importer ou d'exporter sous le nom de *lait*, avec ou sans qualificatif, un produit qui ne serait pas le résultat de la traite complète et normale d'animaux sains et non atteints de maladies contagieuses ou transmissibles. Toute addition ou retrait d'un des éléments constitutifs du lait sera réputé falsification.

Art. 2. — Sont prohibées l'exposition, la mise en vente, l'importation ou l'exportation, la désignation en vue de la consommation publique, d'une substance ainsi falsifiée ; ainsi que le lait colostral, le lait altéré par des microgermes ou des produits infectieux (lait acide, visqueux, putride, amer, bleu, rouge, etc.), soit à raison d'un état normal ou d'une alimentation défectueuse du bétail, soit par suite d'une tenue défectueuse de l'étable, de la laiterie ou des ustensiles de transport, soit pour toute autre cause, telles que les manipulations effectuées par des personnes peu soigneuses; le lait provenant d'animaux aux aliments desquels auraient été mêlées des plantes vénéneuses, ou provenant d'animaux médicamentés à l'aide de substances toxiques.

Art. 3. — Sera considéré comme lait normal tout lait contenant un minimum de 3 pour 100 de matières grasses et 12 pour 100 d'extrait sec.

Art. 4. — Les échantillons seront toujours prélevés en triple exemplaire, enfermés dans des vases en verre hermétiquement clos et immédiatement scellés. Une étiquette engagée dans l'un des cachets portera le nom du producteur, la date de la prise des échantillons et le nom du fonctionnaire ou de l'agent qui a opéré le prélèvement.

Art. 5. — Chaque prise d'échantillon est constatée par un procès-verbal qui relate :

1° Le lieu et la date de l'opération ;

2° Les noms et qualités des personnes qui y ont procédé;

3° La copie, s'il y a lieu, des marques et étiquettes apposées sur les récipients contenant le lait ;

4° Enfin toutes les indications jugées utiles pour établir l'authenticité des échantillons prélevés et l'identité de la marchandise vendue.

Art. 6. — Lorsque la prise d'échantillon est effectuée ailleurs que chez le propriétaire, celui entre les mains de qui elle est opérée est tenu de faire connaître le nom et la demeure de la personne dont il détient les marchandises; s'il ne veut ou ne peut indiquer ce nom et cette demeure, comme s'il refuse de signer le procès-verbal, mention est faite audit procès-verbal.

Art. 7. — L'un des échantillons est laissé par le fonctionnaire ou l'agent rédacteur du procès-verbal entre les mains de l'intéressé ou de son représentant. Les deux autres sont transmis immédiatement au Procureur de la République de l'arrondissement où le prélèvement a été effectué, et l'un d'eux est aussitôt soumis à l'analyse de l'expert-chimiste choisi par le parquet. Le troisième échantillon est déposé au greffe du tribunal, aux frais de contre-expertise, s'il y a lieu. L'analyse de l'échantillon doit être effectuée dans un délai de trois jours à partir du jour de la remise dudit échantillon au chimiste-expert.

Le rapport d'analyse est déposé au greffe du tribunal de l'arrondissement et avis de ce dépôt est donné par l'expert aux parties intéressées au moyen d'une lettre recommandée.

S'il n'y a pas contestation dans les quarante-huit heures, le rapport est transmis par le greffier au Procureur de la République.

S'il y a contestation, le contre-expert est désigné, à la requête du parquet, par le président du tribunal.

Le nouveau rapport d'analyse devra être transmis au parquet dans les trois jours de la remise de l'échantillon au contre-expert.

Art. 8. — Ceux qui auront sciemment contrevenu aux dispositions de la présente loi seront punis d'un emprisonnement de six jours à trois mois et d'une amende de 100 à 500 francs. Toutefois, seront présumés avoir connu la falsification ceux qui ne pourront indiquer le nom du vendeur ou de l'expéditeur et faire la preuve que la falsification incombe à ces derniers.

Art. 9. — Les tribunaux pourront toujours ordonner que les jugements et condamnations prononcés contre les infractions aux précédents articles de la présente loi, seront publiés par extrait ou intégralement dans les journaux qu'ils désigneront et affichés dans les lieux où la fraude a été commise ainsi qu'aux portes de la maison et des magasins du délinquant, et ce, aux frais du condamné.

Art. 10. — La substance du mélange frauduleusement désignée exportée, mise en vente, vendue, importée ou exportée sous le nom de lait et restée en possession de l'auteur du délit sera confisquée conformément aux dispositions de l'article 5 de la loi du 27 mars 1851.

Art. 11. — L'article 463 du Code pénal est applicable aux délits prévus et punis par la présente loi.

Art. 12. — La présente loi est applicable à l'Algérie et aux Colonies. »

Cette proposition de loi, excellente dans son ensemble, a une portée pratique considérable. Mais elle doit être complétée, nous semble-t-il, et subir quelques modifications qui découlent de l'application pratique de la méthode cryoscopique au contrôle du mouillage.

Cette loi institue une nouvelle procédure d'expertise pour établir la preuve de la falsification (art. 4 à 7) et admet la présomption de complicité à l'encontre du détenteur de la marchandise falsifiée (art. 8). Mais cette méthode d'expertise n'échappe cependant pas aux critiques. « Ces innovations, dit M. Dubron, avocat à la Cour d'Appel de Paris, commentant cette loi au *Congrès d'Arras* de 1904, ont pour but d'obvier aux difficultés que rencontre le parquet chaque fois qu'il s'agit d'établir la mauvaise foi du producteur et plutôt encore du revendeur » et il ajoute que « pour que la loi soit respectée, il faut que son application soit incontestable ». Or, il est difficile avec les moyens d'analyse actuels de dire quand un lait est assez riche pour être déclaré pur.

« Dans la pratique, continue M. Dubron, il est trop souvent répondu à cette question par la détestable règle des *moyennes*. On ne peut en effet traiter un produit biologique comme le lait soumis à toutes les variations, toutes les influences de la vie, comme un produit chimique, tel que le sulfate de soude qui a toujours la même composition immuable. »

Nous sommes absolument de cet avis et nous avons

démontré plus haut l'insuffisance de la méthode d'analyse employée actuellement, faisant ressortir au contraire la simplicité et l'exactitude de la méthode cryoscopique.

Il importe donc que l'article 3 de cette loi qui définit le lait normal soit modifié et qu'on y ajoute, comme caractère distinctif, la valeur du point de congélation du lait normal, Δ oscillant entre 0,55 et 0,575.

Par son article premier, cette loi interdit absolument la mise dans le commerce, sous le nom de lait (avec ou sans qualificatif), de tout produit qui ne serait pas complet, normal et sain. Toute addition ou retrait d'un des éléments constitutifs du lait est réputé falsification. Ainsi la loi proposée prohibe le mouillage et l'écrémage.

Pour le mouillage, elle n'insiste pas assez sur cette question, pour une raison qui explique bien d'ailleurs ce silence, les moyens d'analyse actuelle ne permettant pas de le définir exactement. Avec l'aide de la cryoscopie, il nous sera facile de remédier à cette lacune en disant que « tout lait présentant un Δ inférieur à 0,54 sera considéré comme mouillé et prohibé comme tel ».

D'autre part, cette loi est peut-être un peu trop sévère dans sa prohibition du lait écrémé. S'il est en effet dangereux pour la santé publique de vendre du lait écrémé comme lait pur, le lait vendu sous sa dénomination propre de *lait écrémé* peut encore servir à l'alimentation, et il serait fâcheux de ne pas en faire profiter les classes ouvrières. Mais comment éviter le danger, que nous avons signalé, de la tolérance d'une fraude légalisée pour ainsi dire par l'autorisation de la vente d'un lait non entier ?

La proposition de M. Bordas, adopté par le Congrès de Bruxelles, en 1903, nous offre une solution pratique de cette difficulté.

C'est la *séparation des commerces*, celui de la vente du lait pur, d'une part ; de la vente du lait écrémé, d'autre part. On concilie ainsi la liberté du commerce avec les nécessités de la salubrité publique.

Voici quelles sont ces conclusions proposées par M. Bordas :

« Les sous-produits de l'industrie laitière, tels que lait écrémé, demi-écrémé, lait centrifugé, lait pauvre, ne doivent pas être utilisées pour l'alimentation des nouveau-nés, des malades et des vieillards.

Ces sous-produits représentent évidemment une valeur alimentaire qu'on ne peut négliger, mais on ne devrait pouvoir les mettre en vente que dans des boutiques spéciales, ou après les avoir dénaturés par l'adjonction d'une matière colorante d'origine végétale. »

Un amendement rédigé dans le même sens, mais détaillant et précisant l'application de cette séparation des commerces du lait pur et du lait écrémé a été aussi proposé par MM. Bonn et Dubron au *Congrès d'hygiène d'Arras*, en 1904. Nous nous inspirerons de ces propositions pour présenter un nouvel amendement à la loi de M. Delory.

Nous nous rallions ainsi au projet de loi de M. Delory en y ajoutant, toutefois, quelques restrictions sur l'interdiction de la vente du *lait écrémé* et en insistant sur la *prohibition du mouillage* du lait dont le contrôle nous est donné facilement par la cryoscopie. Nous ajoutons aussi l'interdiction de l'addition au lait de liquides conservateurs, proposition formulée par M. Bordas et adoptée par le *Congrès d'hygiène de Bruxelles*, 1904. Enfin, nous adoptons l'excellente mesure proposée par M. Lajoux, qui établit un service d'inspection des étables. « Il est, en effet, excellent, dit avec juste raison le Directeur du Laboratoire municipal de Reims dans son importante étude sur la question du lait, d'exiger que les vaches laitières soient saines ; mais comment saura-t-on que les nourrisseurs obéissent à la loi si on n'établit pas un service d'inspection des étables ? »

Nous proposons donc au projet de loi de M. Delory l'amendement suivant :

« *Art. 2.* — (Identique à celui du projet de loi avec l'addition suivante :)

Les antiseptiques conservateurs, etc., quels qu'ils soient, doivent être interdits pour la conservation du lait.

Les débitants de lait ne peuvent, sous aucun prétexte, détenir aucune espèce de lait dont le commerce est interdit.

Un service d'inspection des étables[1] sera institué ; les vétérinaires-inspecteurs auront pour mission de s'assurer que les vaches sont saines, que les étables sont établies et tenues conformément aux exigences de l'hygiène, que le lait est trait et manipulé avec la plus grande propreté, qu'il est recueilli et expédié dans des pots parfaitement nettoyés et aseptiques.

Les vaches reconnues atteintes de tuberculose devront être immédiatement retirées de l'étable ; les fermiers et

[1] Proposition de M. Lajoux.

nourrisseurs devront s'en débarrasser le plus rapidement possible.

Art. 3. — Sera considéré comme normal, tout lait contenant un minimum de 3 pour 100 de matières grasses et dont le point de congélation, Δ n'est inférieur à 0,54 ou supérieur à 0,58.

Tout lait présentant un point de congélation, Δ inférieur à 0.54 sera considéré comme mouillé et prohibé comme tel.

Le commerce du lait écrémé est en principe interdit et particulièrement sur la voie publique. Il ne pourra être effectué que dans des locaux portant une enseigne indiquant en caractères apparents d'au moins 30 centimètres de hauteur, les mots « débit de lait écrémé. »

Le lait écrémé ne pourra être transporté ou détenu pour le débit que dans des récipients portant en caractères indélébiles d'au moins 4 centimètres de hauteur l'inscription *lait écrémé.*

Toute personne qui voudra se livrer au commerce du lait écrémé sera tenue d'en faire la déclaration à Paris à la Préfecture de police, et dans les départements, au maire de la commune où elle veut établir son débit.

Il ne reste donc plus aux pouvoirs souverains du Parlement qu'à sanctionner ce projet de loi, et en l'approuvant, nous sommes persuadé qu'on aura déjà beaucoup fait pour la cause de l'enfance et de la repopulation.

CONCLUSIONS

I. La mortalité infantile est considérable et l'une de ses causes les plus importantes est l'absorption par l'enfant de lait falsifié.

II. La falsification capitale du lait consiste dans le mouillage, l'écrémage n'est que secondaire.

III. Jusqu'à présent, les méthodes d'analyse employées ne permettaient pas de déterminer exactement le mouillage d'un lait, et, par conséquent, d'affirmer la fraude.

IV. La cryoscopie nous donne une valeur constante et fixe qui nous est fournie par le point de congélation constant du lait normal (Δ oscillant entre 0,55 et 0,575).

V. Il n'existe pas en France de loi spéciale pour la répression de la fraude du lait. Les lois générales sur la falsification des denrées alimentaires et les arrêtés municipaux sont notoirement insuffisants pour empêcher la fraude du lait qui constitue un danger public.

VI. Une loi spéciale s'impose donc et ses principaux articles devront comprendre :

1° Interdiction de la vente de tout lait qui n'est pas complet, normal ou sain.

2° Prohibition des antiseptiques ou conservateurs ajoutés au lait.

3° Addition aux caractères exigés pour le lait normal celui de son point de congélation, Δ qui ne doit être inférieur à 0,54 ou supérieur à 0,58.

4° Définition exacte du lait mouillé, basée sur la méthode cryoscopique (tout lait présentant un point de congélation, Δ, inférieur à 0,54 sera considéré comme mouillé et prohibé comme tel.)

5° Restriction de la prohibition de la vente du *lait écrémé*, dont le commerce doit être séparé de celui du lait pur.

La vente doit en être faite dans des locaux spéciaux et le débitant de lait écrémé est tenu d'en faire la déclaration à l'autorité.

VII. Une telle loi ratifiée par les pouvoirs publics doit rendre service au pays en servant la cause de l'enfance et de la repopulation.

INDEX BIBLIOGRAPHIQUE

1845

1. Monfalcon et de Polinière, Hygiène de la ville de Lyon.

1880

2. Bouchardat, De l'excessive mortalité des enfants de zéro à un an à Paris. Causes et remèdes (*Rev. scient*,, 2e série, XIX, Paris).

1884

3. Girard, La nourriture des vaches laitières et son influence sur la composition du lait (*Rev. d'hygiène*),

1887

4. Duclaux, Le lait, Paris.

1890

5. Steward (Mac-Gregor), Milch supply in Copenhagen. Edimbourg.
6. Teulet, Dictionnaire des Codes français, art. *Falsification.*

1891

7. Arloing, Inspection du lait. Infection par le lait (*Répert. de police sanitaire*, VII, Paris.)

1892

8. Chéron, Les dangers du lait et les moyens de les combattre (*Gaz. des hôpitaux*, LXV, Paris).
9. X..., Le lait à Paris (*Rev. scient.*, XLIX).

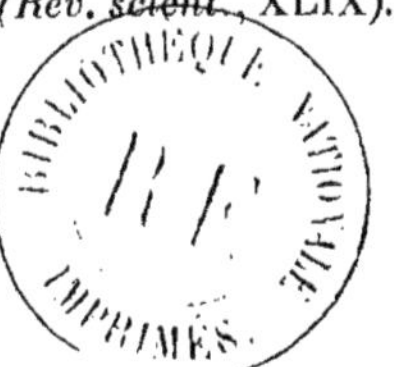

1893

10. Desclozeaux, Code des falsifications agricoles, industrielles et commerciales, Paris.

11. Langlois, Le lait *(Encyclopédie Léauté)*.

1894

12. Beckmann, Beitrag zur Milchanalyse *(Milchzeitung*, XXIII).

13. Gautier, Etude sur l'hygiène des vacheries et la réglementation du commerce du lait à propos d'une épidémie de fièvre typhoïde à Clermont-Ferrand, Paris, G. Steinheil.

14. Jean, Le contrôle du lait *(Laiterie IV)*.

15. Lézé, Le contrôle du lait *(Laiterie IV)*.

1895

16. Doumerc et Leymarie, Législation française concernant les falsifications alimentaires, Paris.

17. Winter, Constance du point de congélation de quelques liquides de l'organisme. Application à l'analyse du lait *(C. rend. Acad. des sc.*, 11 nov. 1895, p. 696).

18. — Température de congélation des liquides de l'organisme. Application à l'analyse du lait (*Bull. Soc. Chim.*, 1895, 1101).

1896

19. Bordas et Génin, Sur le point de congélation du lait de vache *(Compte rend. Acad. sc.*, t. II, p. 425).

20. Drenkham, Uber den Verkehr mit Milch vom sanitätspolizeilichen Standpunkte *(Viertelsj. f. gericht. med. u. off. Sanitätswesen*, *XVI)*.

21. Gorini, L'igiene del latte e dei latticini in Danimarca *(Giornale della Reale societa italiana d'Igiene,* juillet-août, 1896).

22. Hamburger, Nouvelle méthode pour savoir si le lait a été additionné d'eau *(Chemisches Centralblatt*, 19 août).

23. Preobrajenski, Sur la cryoscopie du lait et des liquides de l'organisme *(Bull. Soc. chimique*, p. 757).

24. Winter, Du point de congélation du lait *(C. R. Acad. des sc.*, 1896, 1298).

1897

25. Bordas et Génin, Sur l'emploi de la cryoscopie dans l'analyse du lait *(C. R. Acad. des sc.*, 1897, t. I, p. 508).
26. Chevalier et Baudrimont, Dictionnaire des falsifications.
27. Commission municipale d'étude de l'alimentation par le lait. Rapports divers, Paris 1897 *(J. de clin. et thér., inf.*, V, 750, 769, 790).
28. De Rothschild, Hygiène et protection de l'enfance, Paris.
29. Vallin, Compagnies laitières de Stockholm et Copenhague *(Rev. d'hygiène*, XIX).
30. Winter, Observations concernant la température de congélation du lait *(C. R. Acad. des sc.*, 1897, p. 776).
31. — Sur le point de congélation du lait et quelques faits connexes *(Bull. Soc. chimique*, 1897, p. 999).

1898

32. Barthès, Des causes de la mortalité des enfants dans leur première année d'existence. Moyens d'y remédier *(Rev. d'hyg.*, Paris).
33. Braun (Hans), Beitrage zur Milchfrage mit besonderer Beruchsichtigung der Erlanger Marktmilch, Berlin.
34. Commission municipale d'étude de l'alimentation par le lait. Rapports divers *(J. de clin. et thérap. inf.*, VI, 541.)
35. Dumont, Natalité et Démocratie, Paris.
36. *Journal officiel*, Loi sur les falsifications alimentaires *(Senat. Annexes*, 6 avril).
37. Lemière, Lait de bonne qualité et mortalité infantile *(Journ. des sc. méd. de Lille)*.
38. Lubet, Mortalité infantile à Nancy, principalement dans la classe ouvrière indigène *(th. Nancy)*.
39. Meunier, Les victimes du lait et du régime lacté.
40. Nasmyth, A discussion on the hygienic control of milk supply *(Brit. med. Journal)*.
41. Villiers et Bertault, *(Bull. Soc. chim.*, t. XIX, p. 305.)

1899

42. Bouriez, La question du lait. Contrôle de sa pureté et de sa qualité *(Union pharm.*, XL).
43. *Journal officiel*, Loi sur les falsifications alimentaires *(Senat. Débats*, 2 févr. 1899).
44. De Rotschild (H.), Bibliographia lactaria.
45. Valenti, Dati analitici per la polizia sanitaria del latte nel commune di Modena *(Bollet. della soc. medico-chir. di Modena*, anno III, fasc. I, 1899-1900).

1900

46. Bach, Uber Milchuntersuchungen und Milchcontrolle *(Zeitschr. f. Untersuch. d. Nahrungs und Genussmittel*, Berlin, III, 819).
47. Baron, Ein Beitrag zur Frage der Milchregulative *(Hyg. Rundschau*, Berl. X, 1129).
48. Betz, Milk inspection by the New-York board of health *(Med. News.*, New-York, LXXVI, 365.
49. Fleury, Propagation de la fièvre typhoïde par le lait *(Congrès internat. d'hyg.*, 1900).
50. Lam, Uber die Bedentung einer geordneten Milchcontrolle für die Städte *(Zeitschr. f. Untersuch. d. Nahrunys und Genussmittel*, Berl III, 472).
51. Léger, Contribution à l'étude de la mortalité infantile *(th. Paris*, 1900).
52. Lézé, L'eau de source et le lait *(Laiterie X)*.
53. Luling, Mortalité des nourrissons en rapport avec la modalité de l'alimentation *(th. Paris)*.
54. Messner, Uber Milchcontrolle *(Osterr. san. wes.* Wien, XII, 247).
55. Netherton, Municipal milk and meat inspection *(J. Comp. Med. and Vet. Arch.*, Philadelphie).
56. Nietner, Wirthschafliche und hygienische Reform des grosstädtischen Milchhandels *(Berl. klin. Wochenschr.*, XXXVII, 355).
57. De Rotschild, Bibliographia lactaria *(Supplement*, 1900).

58. SCHLEGTENDAL, Die Bedeutung der Molkereien für die Verbreitung des Unterleibstyphus (*Deuts. Viertelj. f. off. Gesundh. pflege*, XXXII, 287).

59. VILLIERS et COLLIN, Traité des falsifications alimentaires.

1901

60. BALESTRE et GILLETTA, Mortalité de la première enfance dans la population urbaine de la France de 1892 à 1897.

61. FULTON (J.-S), The Elkton milkepidemie of typhoid fever (*Journ. of hyg. oct.*, 1901).

62. GÉNIN, Sur le calcul du mouillage et de l'écrémage simultanés du lait (*C. R. Acad. des sc.*, CXXXIII).

63. HELMER (J.), The problem of municipal milk inspection (*J. comp. M. a. Vet. Arch*, Philad. XXIII).

64. HOUDET, A propos des fraudes du lait (*Laiterie XI*).

65. *Journal officiel*, Loi sur les falsifications alimentaires (*Chambre, Débats*, 23 déc. sqq.).

66. KUHNAV, Milchviehcontrolle (*Milchzeitung*, Leipzig, XXX).

67. LAFILLATRE, Etude sur l'allaitement artificiel dans la classe pauvre (*La Goutte de lait du Havre*, Paris).

68. LAMERTIN, La législation de police sanitaire, Bruxelles.

69. LÖFFLER, Hygiene der Molkereiprodukte (*Deuts. med. Wochenschr*).

70. MULON, Applications médicales de la cryoscopie (*th. Paris*).

71. OCKER, Die polizeiliche Uberwachung des Verkehrs mit Milch (*Deuts. Vierteljschr. f. off. Gesundh. pflege*, Braunschweig, XXXIII, 244).

72. DE ROTHSCHILD (H.), Bibliographia lactaria (*Supplément*, 1901).

73. STRAUSS, Dépopulation et puériculture, Paris.

1902

74. ASCHER, Die Verbreitung von Typhus durch Milch nebst Bemerkungen über die Abwehr von Infections Krankheit (*Viertelsj. f. gericht. Med. und öff. sanitatswes*, juill. 1902).

75. Bernard (Léon), La cryoscopie et ses applications cliniques (*Rev. de médecine*).

76. Budin, Moyens de combattre la mortalité infantile (*Rev. philantrop.*, X).

77. Butte, Le lait (*Bull. et Mém. de la Soc. méd.-chir. de Paris*, n° 3, 261,

78. Comité consultatif d'hygiène de France, Rapports annuels.

79. Desfosses, Réglementation de la vente du lait en Amérique (*Presse médicale*, I, 389).

80. Girard et Bordas, Le lait et la mortalité infantile (*Ann. d'hyg. et méd. légale*, août 1902).

81. Krautwig, Uber Säuglingssterblichkeit und ihre Herabminderung mit besonderer Beruchsichtigung der Verhältnisse der Stadt Köln (*Centralb. f. allg. Gesundh.*).

82. Labbé, La question du lait (*Presse médicale*, p. 572).

83. De Lavarenne, Consommation du lait (*Presse médicale*, 15 janv.).

84. Lesage et Dongier, *C. R. Acad. des sc.*, 10 mars 1902.

85. Paffenholz, Säuglings Sterblichkeit und Kindermilch (*Centralb. f. allg. Gesundh. pflege*.

86. De Rothschild (H.), Le lait à Paris (*Progr. médical*, 3 s., XV, 37.

87. — Les gouttes de lait. L'œuvre philanthropique du lait (*Rev. philantrop.*, X).

88. — Contribution à l'étude de l'industrie laitière. France et autres pays (*Rev. d'hyg. et méd. inf.*, I, 50).

89. Scala (Alberto), Nuovo modo di nascondere et di scoprire l'annacquamento del latte (*Annali d'igiene esperiment.*).

90. Vinsonneau, Etude statistique sur la mortalité infantile à Montpellier (*th. Montpellier*).

1903

91. André (J.-B.), Rapport au *Congrès de Bruxelles*, 1903.

92. Bordas, Rapport au *Congrès de Bruxelles*, 1903.

93. Louise et Ch. Riquier, Sur le calcul du mouillage et de

l'écrémage dans les analyses du lait (*C. R. Acad. des sc.*, févr. 1903, p. 122).

94. NENCKI et PODEZASKI, Sur la cryoscopie du lait (*Zeitschr. f. Unters. d. Nahrungs u. Genussmittel*, p. 1139).

95. PARMENTIER, Cryoscopie du lait (*Bull. Soc. méd. des hôp.*, Paris, 29 fév. 1903).

96. — La cryoscopie et ses applications (*Presse méd.*, 4 mars 1903).

97. *Revue internationale des falsifications*, Paris, passim.

98. ROLET, Le lait dans les récents Congrès (*Laiterie XIII*).

99. DE ROTHSCHILD, Le lait à Copenhague, Paris.

100. ROUVIER, Le lait. Paris.

101. SCHAFFER, Rapport au *Congrès de Bruxelles*, 1903.

102. SIEVEKING, Die Milch und ihre Bedeutung für Volkswirthschaft und Volksgesundheit, Hambourg.

103. VAN ENGELEN. Rapport au *Congrès de Bruxelles*, 1903.

1904

104. BARTHE, Observations sur la cryoscopie du lait de femme (*Journ. de pharm. et de chimie*, 1er décembre 1904).

105. BOMSTEIN, La cryoscopie du lait et sa valeur pratique (*Roussk-Vratch*. 17 janvier 1904).

106. BONN, La question du lait dans le Nord. (*Rev. de la Soc. scient. d'hyg. aliment.*, I, 1904, p. 57).

107. BONN ET DUBRON, La question du lait (*Congrès d'Arras*, 1904).

108. BORDAS, Le lait et ses falsifications (*Congrès d'Arras*, 1904).

109. CHAULIAC, Hygiène alimentaire du nourrisson pendant le séjour de la mère à la maternité (*Th. de Lyon*, 1904-1905).

110 CORNALBA, La production et le commerce du lait dans leurs rapports avec l'hygiène (*L'industria del latte*, t. II).

111. COURMONT (J.), *Cours magistral de la Faculté de Lyon*.

112. DESMOULIÈRE, Sur la cryoscopie du lait (*Journ de pharm. et chimie*, 16 octobre 1904).

113. Diffloth. La question du lait (*Presse méd.*, 25 juin, 27 février, 2 avril 1904).

114. Farines, Recherche et répression des fraudes du lait (*Laiterie*, XIV).

115. Fuster, La question du lait et la lutte contre la mortalité infantile en Allemagne (*Rev. d'Hyg.*, 20 nov. 1904).

116. Girard, Analyse des matières alimentaires et recherche de leurs falsifications.

117. Guiraud et Lasserre, Sur l'influence qu'exerce l'état de santé du galactifère sur le point de congélation du lait (*C. R. Acad. des Sc.*, 22 août 1904).

118. Lajoux, La question du lait (*Union méd. du Nord-Est*, 30 août, 15 et 30 septembre, 15 octobre 1904).

119. — La question du lait. Mouillage et écrémage, Reims.

120. Monsarrat, Meilleures conditions de production du lait destiné à l'alimentation des enfants (*Congrès d'Arras*, 1904).

121. X..., Législations relatives au commerce du lait (*Rev. de la Soc. sc. d'Hyg. alim.* n° 3, juin 1904).

122. Smolensky, Traité d'hygiène. Procédés rapides de recherche des falsifications et altérations.

123. Widiez, Etude sur le lait et moyens pratiques d'en reconnaître la qualité au point de vue écrémage et mouillage (*Les Industries agricoles progressives*, Paris XII, n° 195).

Lyon. — Imp. A. REY et Cie, 4, rue Gentil. — 37982

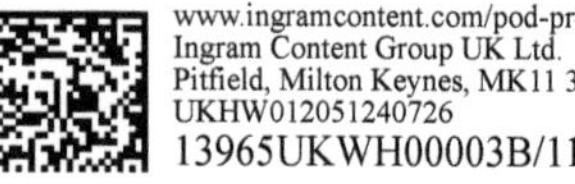
www.ingramcontent.com/pod-product-compliance
Ingram Content Group UK Ltd.
Pitfield, Milton Keynes, MK11 3LW, UK
UKHW012051240726
13965UKWH00003B/1195

9 782013 089074